U0295983

中国抗癌协会肿瘤病理专委会培训用书

# ISO15189
# 病理实验室认可实践

刘艳辉　李向红◎主审
杜　祥　聂　秀　李　媛　樊祥山◎主编

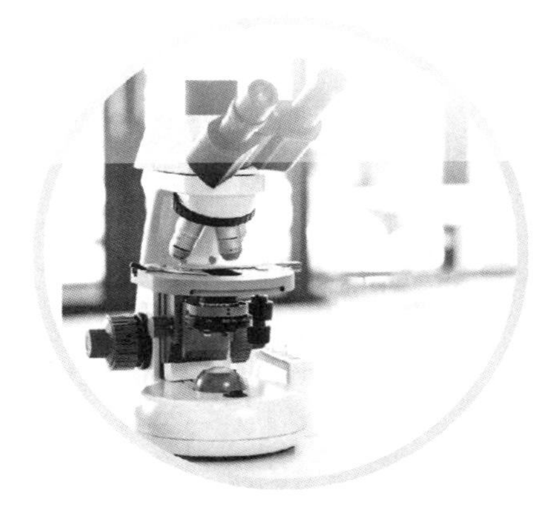

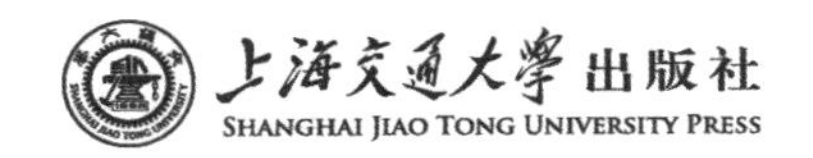

**内容提要**

本书由中国合格评定国家认可委员会(CNAS)认可病理科同仁共同编撰,内容包括申请准备工作,现场评审,整改及认可评审,监督评审、扩大认可范围(扩项)、复评审,评审中常见不符合项和案例分享等,以参加 CNAS 认可的历程和体会为基础,以 ISO15189 各个要素为路线,介绍在 CNAS 认可各阶段所做的工作,以举例的方式展示对各要素的理解和文件准备。

本书可供有志于提高病理科的质量管理、有意向申请 CNAS 认可的病理科同行提供参考和帮助。

**图书在版编目(CIP)数据**

ISO15189 病理实验室认可实践 / 杜祥等主编. —上海:上海交通大学出版社,2023.7

ISBN 978-7-313-28978-0

Ⅰ.①I… Ⅱ.①杜… Ⅲ.①病理-医学检验-实验室-认证-质量管理体系-国际标准 Ⅳ.①R446.8-65

中国国家版本馆 CIP 数据核字(2023)第 116675 号

**ISO15189 病理实验室认可实践**

ISO15189 BINGLI SHIYANSHI RENKE SHIJIAN

主　　编:杜　祥　聂　秀　李　媛　樊祥山
出版发行:上海交通大学出版社　　地　　址:上海市番禺路 951 号
邮政编码:200030　　电　　话:021-64071208
印　　刷:上海文浩包装科技有限公司　　经　　销:全国新华书店
开　　本:710mm×1000mm　1/16　　印　　张:15.25
字　　数:304 千字
版　　次:2023 年 7 月第 1 版　　印　　次:2023 年 7 月第 1 次印刷
书　　号:ISBN 978-7-313-28978-0
定　　价:98.00 元

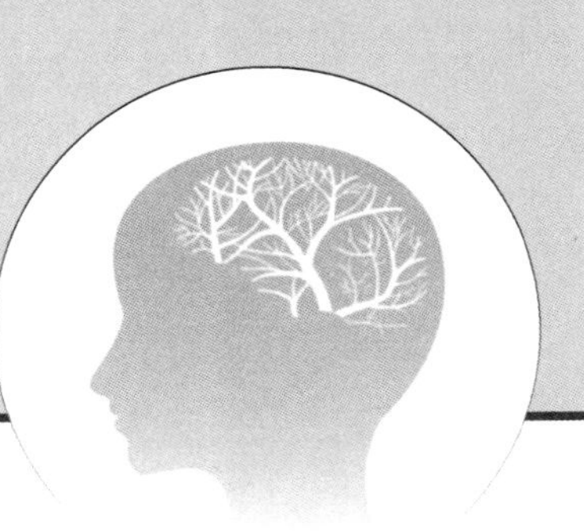

# 本书编委会


**主　审**

刘艳辉　李向红

**主　编**

杜　祥　聂　秀　李　媛　樊祥山

**副主编**

任　翡　彭　丽　付　尧　杨文韬

**编　委**（按姓氏拼音顺序）

包龙龙　蔡　旭　陈洁宇　陈亭亭　管文燕

吕矫洁　戚　鹏　谭　聪　王　伟　吴鸿雁

许安迪　杨　军　周迪炜

# 序

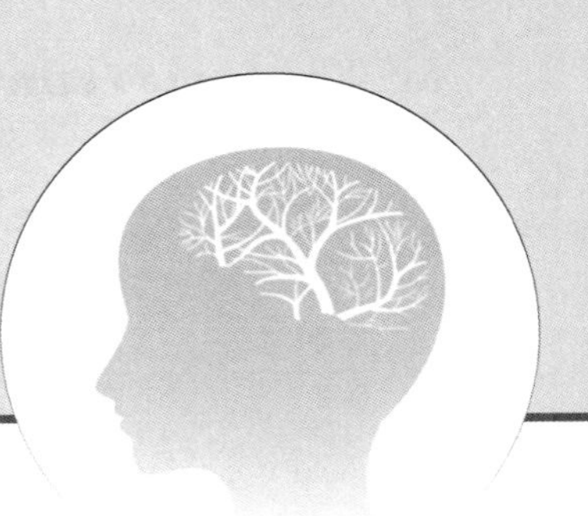

临床病理科是临床医学学科体系的重要组成部分,基于病理技术和诊断经验的病理诊断报告是临床病理科服务临床诊疗工作的主要内容。无论是病理技术流程(取材、制样、检测等)还是病理诊断环节,无论是临床病理实验室平台建设还是运行管理,都需要行业共识基础上的规范、标准,需要权威机构的认可。中国合格评定国家认可委员会(China National Accreditation Service for Conformity Assessment, CNAS)就是由国家认证认可监督管理委员会批准设立并授权的权威性国家认可机构,统一负责对认证机构、实验室和检查机构等进行认可工作。随着我国临床病理科建设水平的提升、检测(诊断)项目的增多、规范意识的增强,越来越多的医院临床病理科和“第三方”诊断机构病理实验室已经或即将获得 CNAS 认可,这极大地促进了我国临床病理实验室的规范化、标准化和国际化。

CNAS 认可对病理实验室管理和临床病理学科发展具有重要意义。通过 CNAS 认可,实验室可以加强质量管理的程序化标准,保证检测(诊断)结果的准确与可信,加强国际合作与互认。一方面,认可的过程就是对医学实验室质量和能力的评估、鉴定与提升的过程;另一方面,认可的通过能够使临床病理科主体工作有章可循、准确可靠、与国际接轨,最大限度地满足相关临床科室医生和患者。

免疫学和分子生物学技术进步推动了现代临床病理技术的进步和诊断水平的提升,特别是免疫组织化学染色、荧光原位杂交和基因检测及生物信息分析等技术应用有力推进了疾病免疫病理和遗传学诊断,推动了肿瘤分子分型体系的广泛应用。数字病理技术的应用、多模态影像的融合、多组学信息的分析、人工智能技术的辅助,将进一步推进疾病诊断的精准化、整合化和远程化。可以预见,临床对病理实验室的规范化、标准化和国际互认的要求将愈来愈高,新的认可体系和内容及评审标准也会应运而生。

为了进一步推进病理实验室的 CNAS 认可工作，杜祥教授等专家组织编写了《ISO15189 病理实验室认可实践》。该书按照 CNAS 认可内容（基于 ISO15189 要素）和路径，详细介绍了认可过程各阶段、各要素的内涵和准备，包括实验室条件与文件准备、现场评审、整改与认可评审、常见不符合项等内容。该书的编撰者不仅具有临床病理诊断和分子病理实验室实践经验，而且具有病理科申请并获得 CNAS 认可的体会，以举例方式展示“迎战”CNAS 认可、提升临床病理实验室“档次”所需要做的工作；规范要求与实际需求相结合，从要素理解到文件准备，从评审过程到问题不足，内容丰富，针对性强，实用性好。

这是一部指导病理实验室申请 CNAS 认可的重要参考书。我相信，该书的出版将会帮助病理科和相关机构规范建设和管理病理实验室，推进病理实验室 CNAS 认可工作。

中国科学院院士
陆军军医大学第一附属医院病理科主任
二〇二三年二月二日

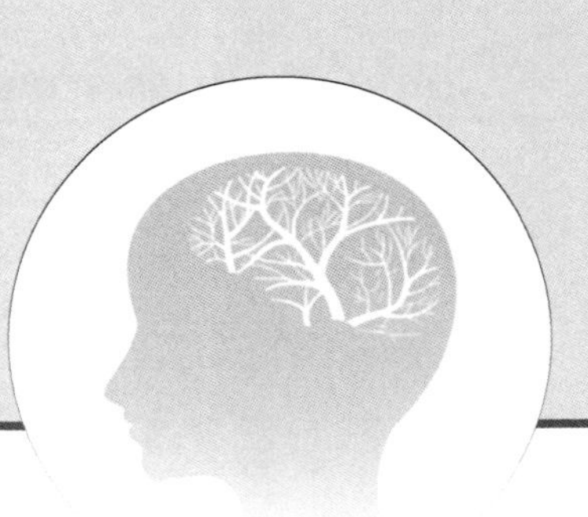

# 前言

中国合格评定国家认可委员会(China National Accreditation Service for Conformity Assessment,CNAS)根据《中华人民共和国认证认可条例》的规定,由国家认证认可监督管理委员会批准设立并授权的国家认可机构,统一负责对认证机构、实验室和检查机构等的认可工作,具有权威性、独立性、公正性、技术性、规范性、统一性和国际性等特征。CNAS 在我国推行国际标准 ISO15189,用于加强医学实验室质量管理的程序化标准,保证检验结果的准确性、规范化和标准化。CNAS 已经签署了国际范围和亚太区域现有的全部多边互认协议,通过 CNAS 认可,实验室可以加强国际合作与互认。

截至 2023 年 5 月 31 日,全国共有 55 家病理实验室获 CNAS 认可。其中获 CNAS 认可的公立医院病理科 18 家,包括复旦大学附属肿瘤医院、空军军医大学第一附属医院病理科、中国医学科学院血液病医院临床检测中心、中国医学科学院肿瘤医院病理科、河南省人民医院病理科、南京鼓楼医院病理科、江苏省人民医院病理科、中山大学肿瘤防治中心病理科、华中科技大学同济医学院附属协和医院病理科、中国医学科学院阜外医院实验诊断中心、山西省肿瘤医院病理科、中国医学科学院北京协和医院病理科、上海市同济医院病理科、宁波市临床病理诊断中心、北京大学深圳医院病理科、安徽省公共卫生临床中心病理科、深圳市第二人民医院病理科、中国人民解放军陆军特色医学中心病理科。ISO15189 是针对医学实验室的质量和能力的认可体系,是目前医学实验室质量管理体系最完善、最适用的标准之一。病理科获 CNAS 认可意味着病理科管理符合 ISO15189 认可相关准则及文件的管理要求,接轨国际水平,建立自动化、信息化、科学化、标准化的现代化病理科,为患者提供更精准、优质、高效的病理诊断服务。

2013 年复旦大学附属肿瘤医院病理科成为全国首家通过 CNAS 认可的病理实验室,对病理科质量管理工作的建设产生了深远的影响。通过对医学实验室质量和能力认可准则的学习,能发现工作中的不符合、不规范之处,能对科室现有的体系文件进行不断的完善,对工作中存在的问题进行纠正,使病理科有章可循、有法可依,规范和维护科室质量管理体系持续有效地运行,确保为临床和患者提供的病理报告科学公正、准确可靠,并可加强国际合作与互认。医学实验室的质量和能力建设是永无止境的,获得 CNAS 认可仅仅是病理科质量管理工作的起点,还需不断积累经验和持续改进,使质量管理迈上新的台阶,不断满足临床和患者对病理诊断的需求。

本书由获 CNAS 认可的病理科同仁共同编撰,以 CNAS 认可的历程和体会为基础, ISO15189 各个要素为路线,介绍在 CNAS 认可各阶段所做的工作,以举例的方式展示我们对各要素的理解和文件准备,期望能为有志于提高病理科质量管理、有意向申请 CNAS 认可的病理科同行提供参考和帮助。

编　者　杜祥　李媛

# 目　录

**第一章　申请准备工作** 1

第一节　引言 1

第二节　人员 2

第三节　文件性材料的准备 24

第四节　实验室环境、仪器、试剂和耗材的准备 78

第五节　质量控制 92

第六节　服务协议评审、风险评估 106

第七节　风险管理 110

第八节　内部审核 124

第九节　管理评审 134

**第二章　现场评审** 141

第一节　现场评审的定义 141

第二节　现场评审的准备 141

第三节　首次会议 143

第四节　现场观察 147

第五节　现场评审 147

第六节　末次会议 151

第七节　后续工作 152

第八节　评审注意事项 152

第三章　整改及认可评审　154
第一节　整改　154
第二节　认可评审　160
第三节　发证与公布　161

第四章　监督评审、扩大认可范围(扩项)、复评审　162
第一节　监督评审　162
第二节　扩大认可范围(扩项)　173
第三节　复评审　173
第四节　注意事项　174

第五章　评审中常见不符合项　175
第一节　不符合项的定义　176
第二节　不符合项的分类　176
第三节　不符合项在各部门和各要素中的分布情况　178
第四节　不符合项的识别及其原则　179
第五节　不符合项识别过程中的误区　188
第六节　不符合项的整改和关闭　189

第六章　参考文件　195

第七章　疑问与解答　197

第八章　案例分享　204
案例一　手术标本规范化前处理的流程优化　204
案例二　不符合项的管理　212
案例三　病理科咨询服务　215

案例四　取材的培训与考核 220

**第九章　病理全流程管理系统助力ISO15189认可工作** 224

# 第一章
# 申请准备工作

## 第一节　引言

近年来,随着我国病理学科的快速发展,目前绝大多数病理科已经由传统的手工作坊式的工作模式逐渐向半自动化或自动化方向发展。很多医院或第三方的病理实验室的规模不断扩大,实验室人员、设备、技术平台以及检查检测样本等的数量增加迅速,各部门之间的合作或协作也越来越紧密。众所周知,在现代医学精准诊疗模式下,临床各种疾病治疗的直接依据有 75%左右直接来自病理、检验、核医学等医学实验室所提供的检查检测结果。“病理是医学之本”,病理学诊断在很多情况下是疾病最终诊断,常常是肿瘤等很多种疾病诊断的“金标准”。因此,质量是病理实验室的“生命线”,建立一套科学的质量管理体系对精准医学时代的病理科非常必要和迫切。自 2013 年复旦大学附属肿瘤医院病理科在我国率先通过 ISO15189 医学实验室认可、成为我国首家通过该能力认可的公立医院病理科以来,ISO15189 医学实验室认可与我国病理学科的精细化、制度化管理和质量控制就成为我国病理从业人员关注的焦点和热门话题。笔者所在科室于 2016 年开始着手准备进行 ISO15189 医学实验室认可工作,先后由科室管理层认真研读学习认可规则和准则及应用说明等相关认可文件,科主任参加评审员培训和考核,到复旦大学附属肿瘤医院病理科等已获得认可的病理实验室观摩学习,全员进行内审员培训,基于 CNAS-CL02:2012《医学实验室质量和能力认可准则》及其应用说明等文件陆续建立实验室质量手册(科室管理层)、程序文件(科室管理层和各专业组)、作业指导书和管理制度(各专业组全员)和各种记录表单(各专业组全员)等体系文件,于 2018 年初开始运行质量管理体系并通过内审、管理评审、邀请资深主任评审员来评估实验室体系运行的有效性(图 1-1),不断发现并纠正体系存在的问题。经过 2 年精心认可准备,科室于 2018 年 11 月通过 CNAS 组织的 ISO15189 医学实验室认可的初次评审,成为全国第 5 家通过该认可的公立医院病理科。过去 10 年来,我国先后有 15 家公立医院病理科和若干第三方病理相关实验室通过 ISO15189 医学实验室认可,这对我国病理实验室制度化建设和精细化管理、实验室质量管理体系的建立和有效运行、病理检查工作的持续改进以及病理工作质量和实验室能力的提升具有重要意义。然而,令很多病理科负责人感到头痛的是,ISO15189 医学实验室认可工作是一个系统工程,工作量较大,文件制订烦琐复杂,开展该项工作时常感到头绪众多、无处下手。基于此,本章针对认可规则和准则及其应用要求所规定的管理要素和技术要素的一些重要问题,并结合本实验室认可的经验和体会,对 ISO15189 医学实验室认可的准备工作进行探讨和介绍,希望能有助于提升我国病理科质量管理体系的建立和有效运行。

## 第二节　人员

### 一、人员培训

ISO15189 医学实验室认可对实验室的硬件和软件都有着极为严格的准入标准,认可准备工作是使整个实验室持续改进和逐步提高的一个过程。科室内部培养具备认可知识和能力的人员是申报认可、建立并维护认可文件体系、通过认可并持续改进的重要基础。

2016 年,笔者所在科室两位科主任在参加完医学实验室认可的宣传及外审员培训后,深刻意识到建立完整的医学实验室质量管理体系和开展实验室认可工作的重要性。当时,国内通过 ISO15189 认可的多数为大型医院的检验科和医学独立实验室,公立医院病理科通过的仅 3 家,对绝大多数医院的病理科而言,并不十分了解 ISO15189 医学实验室认可。科室主任在初步拟定了申请参加 ISO15189 认可的计划后,将全科室人员,包括医师和技师等,分三批次参加

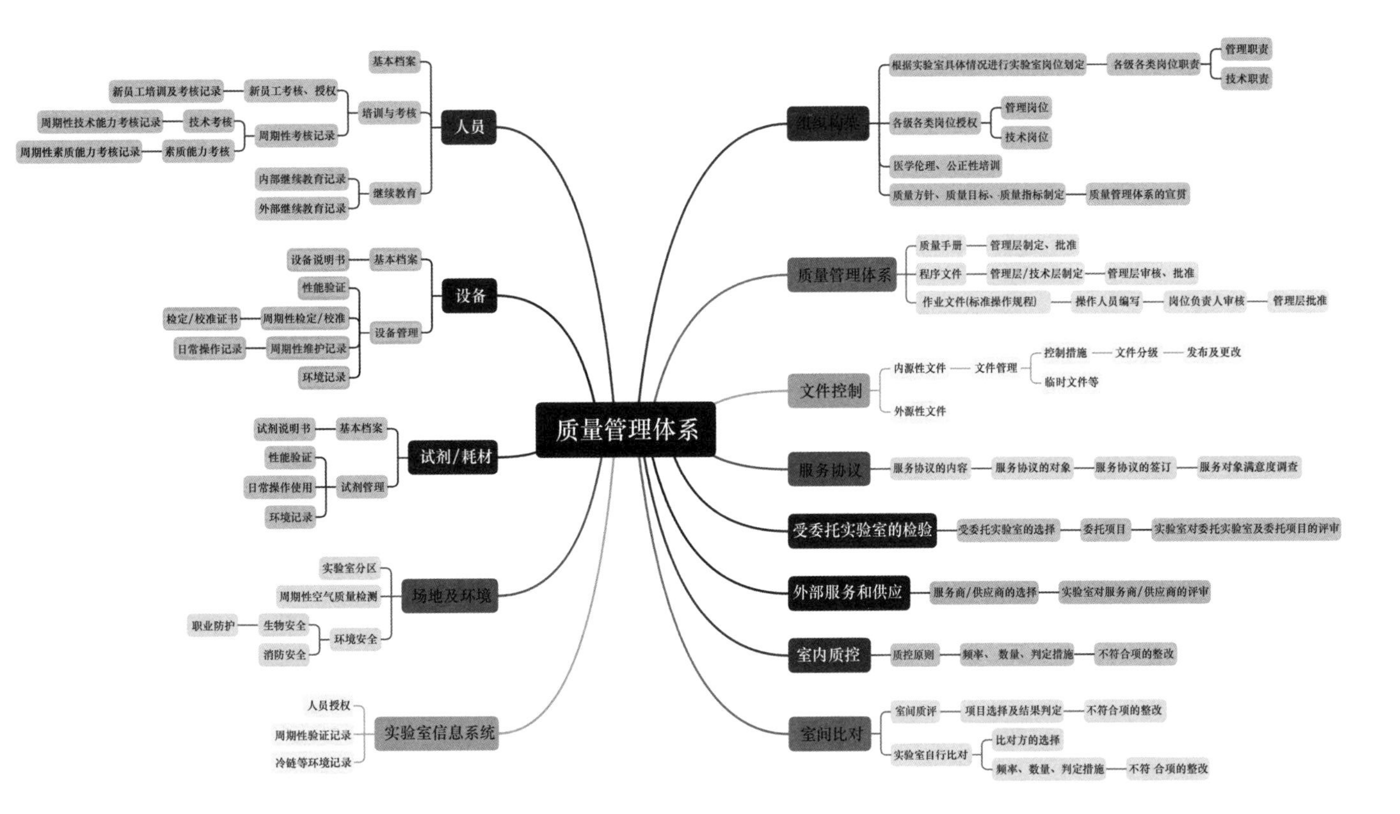


图1－1　质量管理体系构建要素

实验室内部审核员培训班，系统学习了医学实验室认可的申请流程、体系文件的编制要求、医学实验室认可各专业的关键技术要点，以及医学实验室内审及管理评审的要求、方案策划等。参加培训的所有医师、技师认真学习并与授课老师积极讨论，不仅取得了《实验室内部审核员资格培训证书》，还逐渐转换了思维方式，将 ISO15189 认可的各要素与病理技术和病理诊断流程相融合，为之后 ISO15189 认可相关的质量管理体系的建立打下了重要基础。此后，在质量管理体系运行期间，科室多次邀请中国合格评定国家认可委员会（CNAS）聘任的主任评审员到科室针对《医学实验室质量和能力认可准则》及病理领域的相应应用说明等进行授课、交流，使得实验室人员对 ISO15189 医学实验室认可又进一步加深了理解。目前我科共有 CNAS 技术评审员 3 名和技术专家 1 名、内部审核员 53 名，是科室重塑、质量管理体系运行以及开展认可工作、认可后不断持续改进的骨干力量。通过内部审核和管理评审工作对科室现有的体系文件进行不断完善、对工作中存在的问题进行纠正以及对工作中一些潜在的风险进行了有效预防，使各项工作有章可循、有法可依，规范并维护了科室质量管理体系持续有效地运行，确保病理报告的科学公正、结果的准确可靠，为临床提供精准、及时的病理报告。

## 二、科室组织结构、岗位描述

科室在按照 CNAS-CL02：2012《医学实验室质量和能力认可准则》重塑实验室质量管理体系的过程中，认真分析了科室现状，对人力资源进行合理配置，绘制出清晰的组织结构图（图 1－2），让每个岗位、要素的相应人员能明确并履行其职责和权力，使之各司其职、相互配合、互相监督、共同提高。

质量管理体系的全面建立首先是要有完善的组织结构、明确的岗位职责、要素职责，将管理体系下的各项工作委派专人负责，并明确每一个岗位所要承担的具体工作，这样才能针对程序、过程、要素的变化作出第一时间的反应，才能保证病理实验室检查检测工作高质量、高效率的运行。本科室按照实验室组织结构（图 1－2），结合 CNAS-CL02：2012《医学实验室质量和能力认可准则》及相应应用说明中对人员要素的要求，对不同岗位、不同要素人员的职责进行了详细的岗位描述，列举如下，供同道参考、交流。

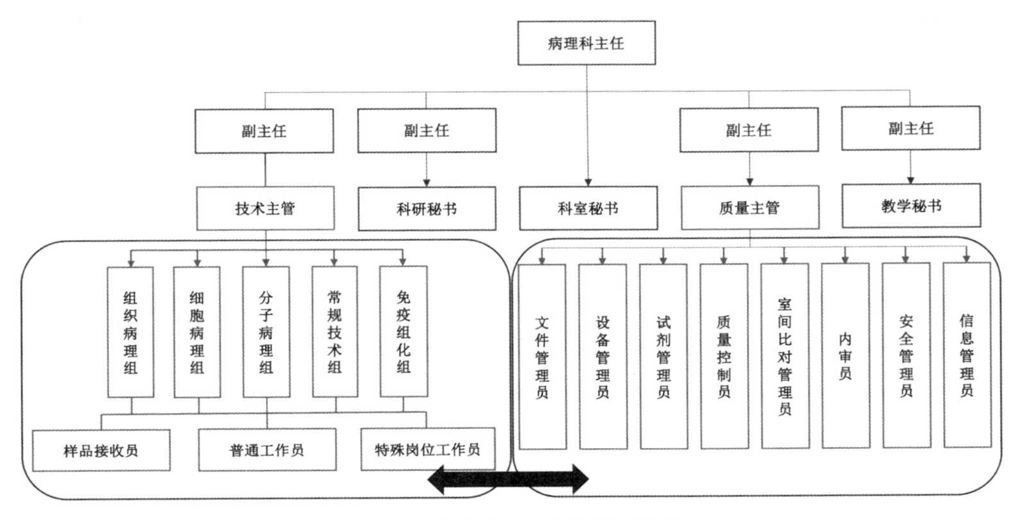


**图 1－2 实验室组织构架图(示例)**

### (一) 实验室管理层

以病理科主任为病理实验室第一负责人,领导实验室管理层从行政、医疗、人才培养和教育、科研四方面对病理科的质量体系进行全面管理和控制,其主要职责为:规划决策、统筹协调、指导监督。技术管理层和质量管理层隶属于实验室管理层。

### (二) 技术管理层

由技术主管及各专业组长组成的技术管理层,主要职责为:对实验室的运行进行技术规划和指导,并提供相应资源;批准检查检测项目的作业指导书(标准操作流程)(standard operating procedure,SOP);负责服务协议的技术性评审。

1. 技术主管/专业组组长

根据病理相关专业不同,本病理科实验室下设:组织病理组、细胞病理组、分子病理组、常规技术组和免疫组化组等。各技术主管/专业组长主要职责如下:①制订组内培训计划,实施并记录(不同于科室培训,组内培训应将在审核和监督工作中发现的问题以及体系文件的修改、补充完善的内容作为重点的培训内容);②人员管理:每年评估员工的工作能力;对新员工 6 个月内实施 2 次能力评估;对职责变更或离岗 6 个月员工进行再培训及评估;对组内工作人员、特殊岗位人员的上岗培训及授权;③本专业检查或检测项目作业指导书的审核;④新开展项目性能验证的评审等。

2. 普通岗位工作人员

技术管理层首先应确保每个岗位的工作人员资质与其所承担的工作相适应、符合相应领域应用说明的要求。人员资质要求如下:①组织病理组和细胞病理组:独立出具组织/细胞病理报告的医师资质应当符合国家卫生健康委员会(以下简称“卫健委”)或行业规定;认可的授权签字人应为具有中级及以上专业技术职务任职资格的病理医师,从事申请认可授权签字领域专业的病理诊断工作至少3年;②分子病理组:实验操作人员应经过有资质的培训机构培训合格取得上岗证(如PCR上岗证等)或相应资质;签发分子病理报告的医师资质应当符合国家卫健委或行业规定;认可的授权签字人应至少具有中级专业技术职务任职资格,从事申请认可授权签字领域专业技术工作至少3年。

实验室对普通工作人员所在的技术岗位进行描述,包括岗位的职责、权限(如实验室仪器的使用与管理、标本的处理、报告的审批与修改等)和任务(如该人员应在该岗位上履行什么任务,完成什么目标等)。每位员工按照技术岗位划定的岗位职责开展工作。

3. 特殊岗位工作人员

病理科实验室另设置有特殊岗位工作人员,包括样本接收员、辅助人员(记录员、实验辅助员)、报告发放员等。上述员工有部分虽然是医院物流部门的人员,非科室编制内员工,但均需要与本实验室签订工作协议,同样要接受相应的入岗培训、考核及评估。主要职责如下:在授权的工作范围及信息系统使用权限内工作;配合参加相应培训、考核后获得某工作内容的授权,按照既定要求或作业指导书进行相应工作,并及时更新个人档案。

**(三)质量管理层**

质量管理层由质量主管及下设的8个要素组组成,质量主管的主要职责如下:①制订年度内审计划,报主任审批;②每年至少组织1次实验室内审;③编制《管理评审计划》并编写《管理评审报告》;④组织实施四级文件的换版。

1. 文件管理员

文件包括质量体系指导性文件(质量手册、程序文件、作业指导书及各项规章制度)、实验室记录(质量记录和技术记录)和特殊文件(外来受控文件和电子文件)等,是质量体系运行过程及其有效性、符合性、真实性的反映和记载。

文件管理员的主要职责如下:①日常工作文件的整理分类、归档保存;②文件需修订及改版时,填写《文件修订单》;将经批准修订改版的文件按规定的发放范围及时发放到位,并收回、保存所有被修订及改版前的作废文件;对于拟销毁的作废文件,填写《文件销毁记录》,报相关负责人批准后销毁;③编制《年度受控文件更新报告》。考虑到科室规模较大以及相应文件的多样性,本实验室5个专业组各设有文件管理员1名。

2. 设备管理员

设备管理员的主要职责如下:①针对实验室需求,配置满足检查或检测要求的相关设备;②建立设备档案,并张贴设备标识、状态;③制订设备年度检定/校准计划,组织设备检定、校准工作;④监督设备的维护保养和维修,以及相关记录的填写;⑤组织对设备供应商在设备维护维修等工作事宜服务质量的年度评价。实验室设置设备管理员,设备使用人负责设备的日常清理、维护,采取包岗到人有效进行设备管理。

3. 试剂管理员

试剂管理员主要职责如下:①将各专业组试剂耗材订购需求提交至医院采购中心;②监督试剂耗材验收过程、性能验证实验的实施;③试剂耗材出入库管理;④组织对试剂耗材供应商服务质量的年度评价。本实验室除组织病理组外的4个组各设有试剂管理员1名,由科室试剂管理负责人统一领导负责。

4. 安全管理员

由于医疗行业的特殊性,医学实验室应尤其重视生物安全的管理,必须设定具备相关能力的人员来完成策划和实施。安全管理员主要职责如下:①编制《实验室生物安全管理手册》并在全科室进行生物安全知识培训、考核;②编制年度安全风险评估报告;③生物安全事故的上报及协调处理;④监督实验室污水(含化学腐蚀性和毒性成分)的特殊处理及部分设备的去污染维护(如生物安全柜);⑤安排环境安全测试机构每年对实验室区域以及使用甲醛、二甲苯等有害气体的实验区域进行空气浓度含量的测试,并审阅测试报告;⑥实验室内生物安全警示图的张贴;⑦定期抽查工作人员的个人防护(如隔离服、口罩、护目镜、手套的穿戴)是否符合规范。

5. 信息管理员

信息管理员的主要职责如下:①编制《实验室信息系统管理手册》并在全科

室人员的信息系统使用培训、考核；②针对信息系统使用过程中的问题与医院信息科和病理信息系统提供商进行沟通及协调处理；③对于信息系统出现的更新及时进行科室范围内通报，并组织培训；④编制紧急预案以应对病理信息系统突然暂时无法使用时的紧急情况；⑤定期核查在各终端所查询或打印病理报告内容与病理信息系统内的内容是否保持一致。

6. 室间质评/比对管理员

室间质评/比对管理员的主要职责如下：①制订年度室间质评计划，提交质量主管审核；②报名参加国际、国内或省内开展的室间质量评价活动、组织与其他实验室的室间比对活动；③制作室间质评/比对年度总结表。

7. 质量控制员和内审员

质量监督作为质量体系运行的第一道防线，质量控制员主要职责是及时发现检查或检测全过程中各环节的问题并予以纠正；内审员的主要职责则是在年度内审时掌握和发现影响质量体系运行的因素，开具不符合项；跟踪验证审核后提出的纠正措施和预防措施的有效性。内审员需由取得科室内审员资格的人员担任。

**（四）科室秘书**

国内大型三甲医院病理科行政事务繁杂，最好设置专职秘书协助科室和科主任工作。科室秘书的主要职责如下：①汇总各小组的月度室内质控小结及《不良失控事件记录表》，编制科室的月度质控报表，报质量主管审核；②协调处理科室收到的可能来自院内外各方面以及科室内员工的投诉；③协助科室处理各种行政事务或文件工作等。

**（五）教学秘书**

作为大学附属医院或教学医院，教学工作极其重要。科室教学秘书的主要职责如下：①制订科室年度培训计划、组织实施并记录；②制订新员工、科室进修人员和实习人员的教学计划，安排带教老师并分配带教任务；③负责制订医学院学生的基础病理学和临床病理学课程的教学计划，并组织带教老师的培训和备课活动；④负责组织其他各种教学活动和专业培训并记录等。

**（六）科研秘书**

作为研究型医院病理科，科研工作是科室建设的重点之一。科研秘书的主要职责如下：①组织全科进行科研课题方案优化和申报，提供科研课题相关伦理问题的初步咨询;②组织科室科研小组和研究生等的科研例会和讨论;③组织全科员工进行病理或相关大型学术会议投稿;④负责院外多中心研究的协调工作和国际科研学术交流;⑤负责院内和科室内科研协作工作;⑥负责组织和协调外部厂家的体外诊断新试剂或设备的临床验证工作等。

## 三、培训考核

为规范病理科各技术岗位人员的管理,有计划地对职工进行培训和考核,科室分别制订新入职员工的岗前培训、在岗职工培训、继续教育培训、临时工作人员的培训,不断提高科室人员的质量意识、技术水平和业务能力,保证病理报告的准确性和及时性。

1. 新入职员工岗前培训和考核

新入职员工在上岗前需要接受两种形式的岗前培训。

一种是医德医风岗前培训,由医疗机构人事处、教育处或实验室人事管理部门等部门组织,负责介绍医院历史、医院文化、服务理念、规章制度、信息体系、技术体系、业务体系、服务体系等内容,以及进行拓展训练及礼仪、拟上岗所需的行为规范培训等。培训方式为医院组织专门人员授课,培训结束由医院人事处负责记录和考核(表1-1~表1-7)。

另一种为科内培训,包括病理科上岗前的技能岗前培训和质量体系培训。技能岗前培训由教学秘书分配各专业组组长负责介绍科室及其将要工作的部门或区域的任务、职权、义务、责任以及可能遇到的生物安全风险、员工设施、涉及员工健康的风险以及职业卫生保健服务等,同时也要介绍各实验室安全要求如火灾、水灾、危化品等各种应急事件及其应对要求等,对本组新职工进行岗位职责及岗前操作规范和应知应会知识的培训,并对其执行指定工作的能力进行评定。质量管理体系培训由质量主管负责,经考核合格后授权上岗。上岗后原则上3个月对其进行笔试考核和能力检查;在最初6个月内,应至少2次对其能力及是否适应岗位进行评估,保存考核或评估记录。

**表 1－1　新员工入职培训记录表**

<table>
<tr><th>序号</th><th>培训时间</th><th>培训重点</th><th>培训内容</th><th>参考资料</th><th>培训目标</th><th>培训方式</th><th>完成时限</th><th>培训日期</th><th>分值</th><th>得分</th><th>培训/考核人</th></tr>
<tr><td rowspan="7">1</td><td rowspan="7">入职第一天</td><td rowspan="7">新员工</td><td colspan="9">【学习重点】</td></tr>
<tr><td colspan="9">新员工入岗前介绍及岗位职责,质量管理体系,绩效方案</td></tr>
<tr><td colspan="9">【培训步骤】</td></tr>
<tr><td>1)介绍新员工认识所在科室主管及在岗员工,参观实验室工作场所</td><td>组织结构图</td><td>熟悉</td><td>现场参观/授课</td><td></td><td></td><td></td><td></td><td></td></tr>
<tr><td>2)部门构架介绍,部门内规章制度及各类作业指导书,熟悉相关部门</td><td>质量搜册</td><td>熟悉</td><td>授课</td><td></td><td></td><td></td><td></td><td></td></tr>
<tr><td>3)新员工培训资料/档案及资料搜集(新员工身份证复印件、学位证、学历证、执业医师证、资格证、体检记录等)</td><td>新员工培训文件</td><td>熟悉</td><td>建档</td><td></td><td></td><td></td><td></td><td></td></tr>
<tr><td>4)新员工工作描述、职责要求,告知绩效考核内容</td><td>科室SOP/绩效方案</td><td>熟悉</td><td>授课</td><td></td><td></td><td></td><td></td><td></td></tr>
</table>

**表 1－2　新员工入职培训记录表**

<table>
<tr><th>序号</th><th>培训时间</th><th>培训重点</th><th>培训内容</th><th>参考资料</th><th>培训目标</th><th>培训方式</th><th>完成时限</th><th>分值/得分</th><th>培训/考核人</th></tr>
<tr><td rowspan="3">1</td><td rowspan="3"></td><td rowspan="3">科室规章制度</td><td colspan="7">【学习重点】</td></tr>
<tr><td colspan="7">学习和掌握实验室生物安全知识,熟悉实验室质量管理体系建设</td></tr>
<tr><td colspan="7">【培训步骤】</td></tr>
</table>

（续表）

| 序号 | 培训时间 | 培训重点 | 培训内容 | 参考资料 | 培训目标 | 培训方式 | 完成时限 | 分值/得分 | 培训/考核人 |
|---|---|---|---|---|---|---|---|---|---|
| 1 | | 科室规章制度 | 1）实验室生物安全培训 | 生物安全手册 | 掌握 | 讲课+示教 | | | |
| | | | 2）实验室消防安全培训 | | | | | | |
| | | | 3）实验室职业防护及上报 | | | | | | |
| | | | 4）熟悉科室规章制度 | SOP | 熟悉 | | | | |
| | | | 5）了解科室工作流程 | SOP | 熟悉 | | | | |
| | | | 6）了解科室/各组的检测项目 | SOP | 熟悉 | | | | |
| | | | 7）标本接收室工作流程及SOP介绍：①常规标本接收管理制度；②细胞标本接收管理制度；③分子病理标本接收管理制度；报告发放管理制度；检验后样本管理制度 | 科室SOP及各组SOP | 掌握 | 授课 | | | |
| | | | 8）信息管理制度及患者信息保密制度；9）申请LIS权限及相关管理制度；10）LIS系统的日常使用；Vantage系统的使用 | 实验室信息管理手册 | 掌握 | 现场演示及授课 | | | |
| | | | 11）实验室质量管理体系介绍 | 质量手册 | 熟悉 | 授课 | | | |
| | | | 12）病理科医学伦理培训 | 质量手册 | 掌握 | 授课 | | | |
| | | | 【第一次理论考核】 | | | | | | |
| | | | 生物安全考核 | | | | | | |
| | | | 质量管理体系考核 | | | | | | |
| 是否进入下阶段培训 | | | □是 | | | | | 评价人 | |
| | | | □否 | | | | | | |

**表 1－3　组织病理相关培训**

| 序号 | 培训时间 | 培训重点 | 培训内容 | 参考资料 | 培训目标 | 培训方式 | 完成时限 | 分值/得分 | 培训/考核人 |
|---|---|---|---|---|---|---|---|---|---|
| 1 | | 组织病理检查项目内容及方法 | 【学习重点】 | | | | | | |
| | | | 熟悉组织病理诊断的日常职责 | | | | | | |
| | | | 【培训步骤】 | | | | | | |
| | | | 1)组织病理检查方法 | 检查项目手册 | 熟悉 | 现场实习 | | | |
| | | | 2)常规病理送检及接收方法 | SOP | 了解 | | | | |
| | | | 3)术中快速送检及接收方法 | SOP | 了解 | | | | |
| | | | 4)组织病理 LIS 的使用 | 信息管理手册 | 了解 | | | | |
| | | | 5)显微镜的使用 | SOP | 掌握 | | | | |
| | | | 6)组织病理诊断流程 | SOP | 了解 | | | | |
| | | | 7)组织病理的室内质控 | SOP | 了解 | | | | |
| | | | 8)组织病理不符合项的处理 | SOP | 熟悉 | | | | |
| 是否进入下阶段培训 | | | □是 | | | | | 评价人 | |
| | | | □否 | | | | | 日期 | |

**表 1－4　细胞病理相关培训**

<table>
<tr><th>序号</th><th>培训<br>时间</th><th>培训<br>重点</th><th>培训内容</th><th>参考<br>资料</th><th>培训<br>目标</th><th>培训<br>方式</th><th>完成<br>时限</th><th>分值/<br>得分</th><th>培训/<br>考核人</th></tr>
<tr><td rowspan="10">1</td><td rowspan="10"></td><td rowspan="10">细胞病理检查项目内容及制片方法</td><td colspan="7">【学习重点】</td></tr>
<tr><td colspan="7">熟悉细胞技术员的日常职责</td></tr>
<tr><td colspan="7">【培训步骤】</td></tr>
<tr><td>1)细胞病理室的检查项目</td><td>检查项目手册</td><td rowspan="6">熟悉</td><td rowspan="7">现场实习</td><td rowspan="7"></td><td rowspan="7"></td><td rowspan="7"></td></tr>
<tr><td>2)每个项目的制片方法</td><td>SOP</td></tr>
<tr><td>3)不同项目的染色方法</td><td>SOP</td></tr>
<tr><td>4)细胞室 LIS 的使用</td><td>信息管理手册</td></tr>
<tr><td>5)细胞病理标本类型</td><td>SOP</td></tr>
<tr><td>6)细胞病理标本样本后处理</td><td>SOP</td></tr>
<tr><td>7)细胞病理不符合项的处理</td><td>SOP</td><td>了解</td></tr>
<tr><td colspan="3" rowspan="2">是否进入<br>下阶段培训</td><td colspan="5">□是</td><td rowspan="2">评价人</td><td rowspan="2"></td></tr>
<tr><td colspan="5">□否</td></tr>
</table>

**表 1－5　常规技术相关培训**

<table>
<tr><th>序号</th><th>培训时间</th><th>培训重点</th><th>培训内容</th><th>参考资料</th><th>培训目标</th><th>培训方式</th><th>完成时限</th><th>分值/得分</th><th>培训/考核人</th></tr>
<tr><td rowspan="12">1</td><td rowspan="12"></td><td rowspan="12">常规技术的检查流程及操作方法</td><td colspan="7">【学习重点】</td></tr>
<tr><td colspan="7">熟悉常规病理技术员的日常职责</td></tr>
<tr><td colspan="7">【培训步骤】</td></tr>
<tr><td>1）常规病理技术操作流程</td><td>SOP</td><td>熟悉</td><td rowspan="9">现场实习</td><td rowspan="9"></td><td rowspan="9"></td><td rowspan="9"></td></tr>
<tr><td>2）标本的包埋</td><td>SOP</td><td>了解</td></tr>
<tr><td>3）标本的石蜡切片</td><td>SOP</td><td>了解</td></tr>
<tr><td>4）标本的 HE 染色</td><td>SOP</td><td>了解</td></tr>
<tr><td>5）术中快速及快速石蜡制片方法</td><td>SOP</td><td>了解</td></tr>
<tr><td>6）特殊染色及免疫荧光</td><td>SOP</td><td>了解</td></tr>
<tr><td>7）技术组 LIS 的操作</td><td>SOP</td><td>熟悉</td></tr>
<tr><td>8）危化品的管理</td><td>SOP</td><td>掌握</td></tr>
<tr><td>9）技术组不符合项的处理</td><td>SOP</td><td>了解</td></tr>
<tr><td colspan="3" rowspan="2">是否进入下阶段培训</td><td colspan="5">□是</td><td>评价人</td><td></td></tr>
<tr><td colspan="5">□否</td><td>日期</td><td></td></tr>
</table>

表 1－6　免疫组化相关培训

<table>
<tr><th>序号</th><th>培训时间</th><th>培训重点</th><th>培训内容</th><th>参考资料</th><th>培训目标</th><th>培训方式</th><th>完成时限</th><th>分值/得分</th><th>培训/考核人</th></tr>
<tr><td rowspan="9">1</td><td rowspan="9"></td><td rowspan="9">免疫组化检查项目内容及制片方法</td><td colspan="7">【学习重点】</td></tr>
<tr><td colspan="7">熟悉免疫组化技术员的日常职责</td></tr>
<tr><td colspan="7">【培训步骤】</td></tr>
<tr><td>1) 免疫组化平台</td><td>检查项目手册</td><td>熟悉</td><td rowspan="6">现场实习</td><td rowspan="6"></td><td rowspan="6"></td><td rowspan="6"></td></tr>
<tr><td>2) 免疫组化制片流程</td><td>SOP</td><td>了解</td></tr>
<tr><td>3) 免疫组化 LIS 的使用</td><td>信息管理手册</td><td>了解</td></tr>
<tr><td>4) 实验室试剂管理系统</td><td>SOP</td><td>了解</td></tr>
<tr><td>5) 免疫组化的室内质控</td><td>SOP</td><td>了解</td></tr>
<tr><td>6) 免疫组化不符合项的处理</td><td>SOP</td><td>熟悉</td></tr>
<tr><td colspan="3" rowspan="2">是否进入<br>下阶段培训</td><td colspan="5">□是</td><td>评价人</td><td></td></tr>
<tr><td colspan="5">□否</td><td>日期</td><td></td></tr>
</table>

**表 1－7　分子病理相关培训**

<table>
<tr><th>序号</th><th>培训时间</th><th>培训重点</th><th>培训内容</th><th>参考资料</th><th>培训目标</th><th>培训方式</th><th>完成时限</th><th>分值/得分</th><th>培训/考核人</th></tr>
<tr><td rowspan="11">1</td><td rowspan="11"></td><td rowspan="11">分子病理检查项目内容及检测方法</td><td colspan="7">【学习重点】</td></tr>
<tr><td colspan="7">熟悉分子病理检查的具体方法</td></tr>
<tr><td colspan="7">【培训步骤】</td></tr>
<tr><td>1)分子病理检查项目</td><td>检查项目手册</td><td>熟悉</td><td rowspan="8">现场实习</td><td rowspan="8"></td><td rowspan="8"></td><td rowspan="8"></td></tr>
<tr><td>2)分子病理检查流程</td><td>SOP</td><td>了解</td></tr>
<tr><td>3)分子病理 LIS 的使用</td><td>信息管理手册</td><td>了解</td></tr>
<tr><td>4)分子标本标本送检及接收流程</td><td>SOP</td><td>了解</td></tr>
<tr><td>5)分子实验室内部设置</td><td>SOP</td><td>了解</td></tr>
<tr><td>6)分子病理的室内质控</td><td>SOP</td><td>了解</td></tr>
<tr><td>7)危化品的管理</td><td>SOP</td><td>掌握</td></tr>
<tr><td>8)分子病理不符合项的处理</td><td>SOP</td><td>熟悉</td></tr>
<tr><td colspan="3" rowspan="2">是否进入下阶段培训</td><td colspan="5">□是</td><td>评价人</td><td></td></tr>
<tr><td colspan="5">□否</td><td>日期</td><td></td></tr>
</table>

2. 在岗职工培训和考核

每年由教学秘书制订全科人员培训计划，并负责实施，为所有员工提供培训与专业发展机会。培训应遵循 PDCA 循环管理程序，即 P(Plan)—计划；D(Do)—执行；C(Check)—检查；A(Action)—处理。培训的内容包括：质量管理体系、所授权的工作过程和程序、适用的实验室信息系统、健康与安全(人员健康、消防安全、实验室安全、生物安全、职业病防治等)、伦理、患者信息的保密等。对在培人员由教学秘书始终进行监督指导,至少每年进行一次考核并评估员工的工作能力,如表 1－8 和表 1－9 是常规技术组和诊断组的《专业技术能力评估表》、表 1－10 是员工的《素质能力评估表》。

当员工岗位变更且为第一次履行该岗位职责时,或离岗 6 个月以上,或程序、方法技术等有变更时,应对员工进行再培训和再考核。在履行该岗位职责的最初 6 个月内,必须评估考核 2 次。

**表 1－8　专业技术能力评估表(技术)**

专业组:　　　　　　　　被考核人:　　　　　　　　职称:

<table>
<tr><td>临床工作</td><td colspan="2">工作量</td><td></td><td colspan="2">周期合格率:</td></tr>
<tr><td>教学工作</td><td>科内讲课:____次</td><td>科外讲座:____次</td><td>科外培训:____次</td><td colspan="2">南大教学:____课时</td></tr>
<tr><td>科研工作</td><td>统计源核心____篇</td><td colspan="2">SCI____篇,合计影响因子____</td><td colspan="2">中标课题□有□无</td></tr>
<tr><td>质量管理</td><td>□参加　□未参加</td><td>岗位名称:</td><td colspan="3">上级主管评价<br>□优秀　□良好　□不合格</td></tr>
<tr><td>不良事件</td><td>□无</td><td>□有,____次</td><td colspan="3">严重程度　□一般　□严重</td></tr>
<tr><td colspan="2" rowspan="2">评价内容及方式</td><td colspan="4">评价结果</td></tr>
<tr><td>满意(10)</td><td>有待改进(6)</td><td>较差(4)</td><td>无法评估(0)</td></tr>
<tr><td rowspan="5">临床工作能力</td><td>正确理解并按时完成工作</td><td></td><td></td><td></td><td></td></tr>
<tr><td>常规工作操作程序</td><td></td><td></td><td></td><td></td></tr>
<tr><td>设备维护及功能检查</td><td></td><td></td><td></td><td></td></tr>
<tr><td>突发问题解决能力</td><td></td><td></td><td></td><td></td></tr>
<tr><td>生物安全操作</td><td></td><td></td><td></td><td></td></tr>
<tr><td rowspan="5">学术能力和实践能力</td><td>工作中应用专业文献的能力</td><td></td><td></td><td></td><td></td></tr>
<tr><td>参加讲座、会议和学习班</td><td></td><td></td><td></td><td></td></tr>
<tr><td>临床病例汇报及讲座</td><td></td><td></td><td></td><td></td></tr>
<tr><td>论文写作和发表</td><td></td><td></td><td></td><td></td></tr>
<tr><td>带教及指导低年资医生</td><td></td><td></td><td></td><td></td></tr>
<tr><td colspan="2">考评得分:</td><td colspan="4"></td></tr>
</table>

（续表）

| 1.该员工得分： |
| --- |
| 2.该员工应处于的等级：［A］［B］［C］ |
| A：80 分以上（胜任目前岗位）；B：60－79 分（基本胜任）；C：60 分以下（不胜任） |
| 3.考核者意见 |
| 胜任目前岗位　　是［　　］　　否［　　］ |
| 考核者签字：　　　　　　考核日期：　　年　　月　　日 |

注：

1.对 40 分以下（不胜任）员工：暂时调离本岗位，重新进行培训，培训考核合格后重新上岗；

2.对 54－40 分（基本胜任）员工：进行针对培训；

3.员工评估方法包括但不限于：□头提问、书面考核、实际演练。

保存期限：档案管理　　　　　　发布日期：2021 年 5 月 1 日

责任人：文件管理员（各组）　　　　　　执行日期：2021 年 5 月 1 日

**表 1－9　专业技术能力评估表（诊断）**

专业组：　　　　　　被考核人：　　　　　　职称：

<table>
<tr><td>临床工作</td><td>取材：　例</td><td>诊断：　例</td><td>复诊：　例</td><td colspan="2">审核：　例</td></tr>
<tr><td>当前岗位<br>平均工作量</td><td></td><td></td><td></td><td colspan="2"></td></tr>
<tr><td>教学工作</td><td>科内讲课：<br>____次</td><td>科外讲座：<br>____次</td><td>科外培训：____次</td><td colspan="2">南大教学：____<br>课时</td></tr>
<tr><td>科研工作</td><td>统计源核心<br>____篇</td><td colspan="2">SCI____篇，合计影响因子____</td><td colspan="2">中标课题□有□无</td></tr>
<tr><td>质量管理</td><td>□参加<br>□未参加</td><td colspan="2">岗位名称：</td><td colspan="2">上级主管评价<br>□优秀□良好□不合格</td></tr>
<tr><td>不良事件</td><td>□无</td><td>□有，____次</td><td colspan="3">严重程度　□一般　□严重</td></tr>
</table>

<table>
<tr><td rowspan="2">评价内容及方式</td><td colspan="4">评价结果</td></tr>
<tr><td>满意<br>（10）</td><td>有待改进（6）</td><td>较差<br>（4）</td><td>无法评估（0）</td></tr>
</table>

（续表）

| | | | | | |
|---|---|---|---|---|---|
| 临床工作能力 | 正确理解并按时完成工作 | | | | |
| | 正确的处理标本 | | | | |
| | 诊断和鉴别诊断能力 | | | | |
| | 选择辅助检查能力 | | | | |
| | 正确书写病理报告 | | | | |
| 学术能力和实践能力 | 工作中应用专业文献的能力 | | | | |
| | 参加讲座、会议和学习班 | | | | |
| | 临床病例汇报及讲座 | | | | |
| | 论文写作和发表 | | | | |
| | 带教及指导低年资医生 | | | | |
| 考评得分： | | | | | |

1.该员工得分：

2.该员工应处于的等级：[A] [B] [C]

A：80 分以上（胜任目前岗位）；B：60 - 79 分（基本胜任）；C：60 分以下（不胜任）

3.考核者意见

胜任目前岗位　　是[　　]　　否[　　]

考核者签字：　　　　考核日期：　　年　　月　　日

注：1.专业技术能力取材、报告、复诊例数及质控和不良事件报告由科室秘书填写；

2.对 60 分以下（不胜任）员工：暂时调离本岗位，重新进行培训，培训考核合格后重新上岗；

3.对 79 - 60 分（基本胜任）员工：进行针对培训；

4.员工评估方法包括但不限于：口头提问、书面考核、实际演练。

保存期限：档案管理　　发布日期：2021 年 5 月 1 日

责任人：文件管理员（各组）　　执行日期：2021 年 5 月 1 日

**表 1－10　素质能力评估表**

专业组：　　　　　　　　被考核人：　　　　　　　　职称/职务：

| 要素 | 评价内容及方式 | 评价结果 | | | |
|---|---|---|---|---|---|
| | | 非常适应（5） | 适应（3） | 不太适应（2） | 不适应（0） |
| 健康状况 | 是否有健康的身体 | | | | |
| | 良好的心理素质 | | | | |
| | 是否有不适应本岗位的疾病 | | | | |
| 业务能力 | 是否持有专业技术资格证书上岗 | | | | |
| | 是否具有良好的文化水平 | | | | |
| | 是否了解本岗位职责和安全责任制 | | | | |
| | 是否参加有关部门的专业技能培训 | | | | |
| 安全知识 | 是否掌握工作现场基本逃生、消防灭火技术 | | | | |
| | 是否掌握医疗抢救的基础知识 | | | | |
| | 是否掌提安全防护用品的使用方法 | | | | |
| | 工作中是否要求穿戴劳保用品、安全防护用品 | | | | |
| 应急处理 | 是否熟记各岗位与火、医、警等常用电话 | | | | |
| | 是否清楚本岗位存在的主要危害和风险 | | | | |
| | 是否熟练掌握本岗位应急预案 | | | | |
| | 是否掌握本岗位危急值制度 | | | | |
| | 突发事件的反应是否迅速、准确 | | | | |
| 职业精神 | 爱岗敬业，态度积极 | | | | |
| | 良好的职业行为和举止 | | | | |
| | 工作勤奋努力且按时 | | | | |
| | 与同行维持良好的工作关系 | | | | |

（续表）

| 信息系统 | 是否掌握本岗位信息系统操作 | | | | |
|---|---|---|---|---|---|
| | 是否掌握信息安全防护和执行信息系统应急预案 | | | | |
| 考评得分： | | | | | |

1.该员工得分：　　　分
2.该员工应处于的等级：[　　]
A:88 分以上(胜任目前岗位);B:87－66 分(基本胜任);C:66 分以下(不胜任)
3.考核者意见
胜任目前岗位　　是[　　]　　否[　　]
考核者签字：　　　　考核日期：　　　年　　月　　日

注：1.对 60 分以下(不胜任》员工:暂时调离本岗位,重新进行培训,培训考核合格后重新上岗;
2.对 79－60 分(基本胜任)员工:进行针对培训;
3.员工评估方法包括但不限于:口头提问、书面考核、实际演练。
保存期限:档案　　　　发布日期：2021 年 5 月 1 日
责任人:文件管理员(各组)　　　　执行日期:2021 年 5 月 1 日

3. 继续教育培训和考核

实验室应努力推进、制订操作性强并能针对不同级别工作实验室人员需求继续教育培训方案,内容可涉及不同专业知识要求、标准化知识、质量控制和管理知识等。

继续教育培训方式如下：

(1)采用本科科内培训和外派培训等多种方式对所有人员进行继续教育。

(2)安排人员参加医院或大学组织的专题讲座或学术报告。

(3)安排人员参加由国内外或省市医学会等学术组织主办的专题讲座或学术报告。

(4)安排人员外出参加各种专业学术交流会、研讨会。

(5)安排人员外出进行专业技术学习、进修培训。

(6)业余时间参加与专业有关的培训学习班或成人教育。

(7)科内定期举行专题讲座、专项培训或技术交流会、座谈会、标准和规程应用研讨会等业务学习活动,学习相关知识和技术。

参加继续教育培训人员,结束后应向病理科技术主管汇报并上交相关资料存档,必要时举办讲座传授新知识新进展,并记入个人技术档案。病理科组织的内部培训,按培训计划进行年度考核并记录存档,如表 1-11 为 2022 年度分子病理组的组内培训计划表。

**表 1-11 分子病理实验室专业组内培训计划表**

年份: 2022 年

| 培训内容 | 主讲人 | 培训人员 | 培训时间 | 培训地点 |
|---|---|---|---|---|
| 分子病理室实验辅助人员管理制度 | SOP 学习、XX(录制 PPT) | 分子实验室所有人员 | 2022.3.24 | 钉钉线上学习 |
| 分子病理室标本管理程序 | SOP 学习、XX(录制 PPT) | 分子实验室所有人员 | 2022.4.21 | 钉钉线上学习 |
| 相关记录表的填写与保存 | XX(录制 PPT) | 分子实验室所有人员 | 2022.5.26 | 钉钉线上学习 |
| 分子病理室石蜡包埋组织前处理标准操作规程 | SOP 学习、XX | 分子实验室所有人员 | 2022.6.23 | 钉钉线上学习 |
| 定性检验方法的选择、验证和确认程序 | SOP 学习、XX(录制 PPT) | 分子实验室所有人员 | 2022.7.14 | 钉钉线上学习 |
| 分子病理室试剂耗材验收制度 | SOP 学习、XX(录制 PPT) | 分子实验室所有人员 | 2022.6.11 | 钉钉线上学习 |
| 分子病理室室内质量控制制度 | SOP 学习、XX(录制 PPT) | 分子实验室所有人员 | 2022.7.16 | 钉钉线上学习 |
| 分子病理室人员防护规范 | SOP 学习、XX | 分子实验室所有人员 | 2022.8.11 | 钉钉线上学习 |
| 分子病理室石蜡包埋的肿瘤或穿刺括检标本评价管理程序 | SOP 学习、XX | 分子实验室所有人员 | 2022 8.25 | 钉钉线上学习 |

（续表）

| 培训内容 | 主讲人 | 培训人员 | 培训时间 | 培训地点 |
|---|---|---|---|---|
| 核酸（DNA-RNA）提取标准操作流程 | SOP 学习、XX | 分子实验室所有人员 | 2022.9.22 | 钉钉线上学习 |
| 生物安全柜的使用和保养 | XX（录制 PPT） | 分子实验室所有人员 | 2022.10.13 | 钉钉线上学习 |
| 病理科信息系统的使用及注意事项 | XX（录制 PPT） | 分子实验室所有人员 | 2022.11.3 | 钉钉线上学习 |
| 分子病理室生物安全 | XX（录制 PPT） | 分子实验室所有人员 | 2022.11.24 | 钉钉线上学习 |
| 检验前、中、后防污染示教视频 | 示教视频 | 分子实验室所有人员 | 2022.12.22 | 钉钉线上学习 |

4. 临时工作人员的培训和考核

临时工作人员包括研究生、进修生、实习生、轮转人员等。研究生、进修生和实习生等入科前由医院人事部门、科教部门、医务处统一进行入院前培训，然后入科进行培训、工作和学习。各专业组组长负责对本组临时员工进行入组前岗位职责及岗前操作规范的培训，根据各专业作业指导书对新员工进行培训，并在带教老师指导下进行相应工作，临时工作人员不得独立出具病理诊断报告。

5. 建立职工的技术档案

科室管理层为科学管理人力资源、合理进行人力资源的整合，应重视掌握并保持全部员工的人事技术档案。档案的内容应包括以下内容。

（1）个人简历、教育背景、工作经历和专业资格。

（2）继续教育及业绩记录。

（3）以前工作资料、工作描述。

（4）业务培训记录及培训考核记录（包括岗前培训考核记录）。

（5）特殊岗位上岗资格。

（6）发表论文（引文）、出版专著、中标课题、申请专利等。

（7）资格和能力授权书及确认时间（包括仪器授权、标本病理检查授权、报告审核批准授权、标本处理授权、病理检查系统性能评估授权、信息系统授权等）。

(8)体检记录(包括传染病记录、色盲检查记录等,进行保密处理)。

(9)奖惩记录。

(10)投诉、事故记录等。

应确保病理科所有人员的记录方便相关人员获取和查阅。全体人员填写《病理科职工个人技术档案卡》,并由文档管理员归档。记录需保存在病理科或其他特定地点,但应在需要时方便获取。

## 参考文献

[1] 管文燕,叶庆,陈洁宇,等.ISO15189 技术要素在病理实验室精细化管理中的应用[J].临床与实验病理学杂志,2019,35(10):1243-1246.

# 第三节 文件性材料的准备

实验室的文件性材料主要由内源性文件及外源性文件组成;内源性文件包括《质量手册》《程序文件》《作业指导书(标准化操作规程)》和《记录表格》四级文件构成(图 1-3);外源性文件则主要包括法律法规、行业标准或指南,以及提供检查检验程序的教科书等。

## 一、内源性文件概述

《质量手册》严格按照 ISO15189 认可的要求撰写,规定质量管理体系的组成、建立、运行和持续改进。是对质量管理体系作概括表述、阐述及指导质量体系实践的主要文件,是质量管理和质量保证活动应长期遵循的纲领性文件。主要由 CNAS-CL02:2012 认可准则转换生成,明确管理要素与程序文件间的关系。主要包括以下内容:①明确说明实验室总的质量方针目标及质量管理体系中全部活动的政策;②规定和描述质量管理体系;③规定人员的职责和权限;

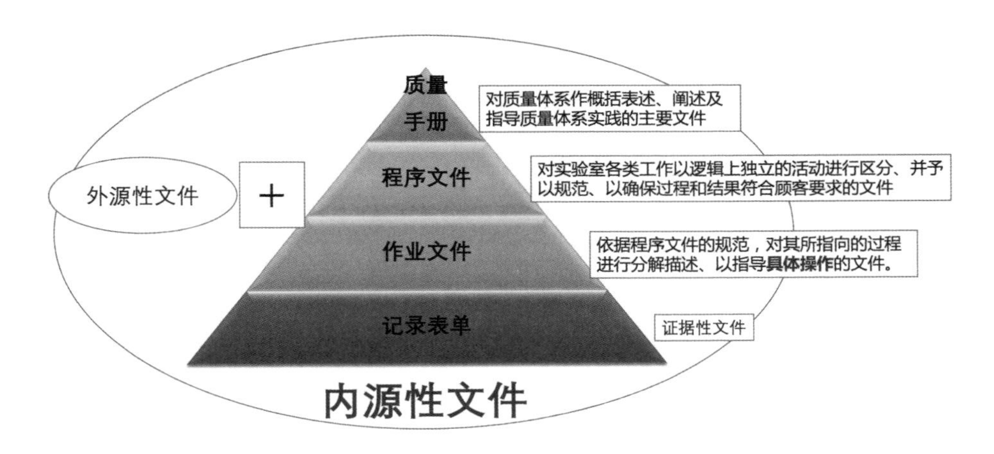


**图 1－3　实验室质量管理体系文件构架**

④明确质量管理体系中的各种活动的行动准则。

《程序文件》是针对《质量手册》所提出的管理与控制要求，规定如何达到这些要求的具体实施办法，为完成质量管理体系中所有主要活动提供方法和指导，分配具体的职责和权限。《程序文件》是质量管理体系中《质量手册》的下一级文件，规定某项工作的一般过程。是《质量手册》的支持性文件，应包含质量体系中采用的全部要素的要求和规定，将准则要求内容与应用说明补充内容根据实验室具体工作编写《程序文件》，并与《质量手册》相对应。

《作业指导书（标准操作流程）》是表述质量体系中每一步更详细的操作方法，是关于如何实施和记录的详细描述，是作业指导者对作业者进行标准作业的正确指导的基准，是对检查检测程序、项目、操作相关的具有指导性的可操作性文件，主要编写原则为"谁操作、谁编写"。

记录文件：为了使质量管理体系有效运行，需设计一些实用的表格及有检测结果的报告，这些表格在使用之后连同报告一起就形成了记录，作为质量管理体系运行的证据，同时也是实验室质量管理体系运行的基础。

文件的载体：实验室文件可以是纸质版文件，也可以是电子版文件，但实验室均需具有相应的控制措施保证其在控和有效。

文件的编写及发布：实验室应明确实验室各级各类文件中的编写人、审核人及发布人；《质量手册》及《程序文件》由于作为实验室整体性及上层性文件，往往由科室管理层进行编写;《作业指导书》由于指导具体某一项实验或操作步骤的进行,可由各部门操作员进行编写,由部门管理者进行审核,科室管理层进行发布。

文件的识别:所有内源性文件均应具有唯一性标识,可采用“BLK-/专业组别—文件类别—序号”的方式进行。

文件管理程序中需规定文件标识及格式的意义。

**示例:**

第一位数:实验室的拼音缩写“BLK”,为实验室通用文件;各专业组汉语拼音缩写(ZD—诊断;JS—技术;XB—细胞;MY—免疫;FZ—分子等)。

第二位数(文件类别):按英文缩写为《质量手册》(quality manual,QM)、《程序文件》(procedure file, PF)、《作业指导书》(标准操作流程, standard operation procedure, SOP)、《外来文件》(external file, EF),《规章制度》(regulation file,RF),《实验室信息管理》(laboratory information system,LIS),《样本采集手册》(manual of sample collection,MSC);《检查项目手册》(manual of examination items,MEI),《实验室安全手册》(laboratory safety manual,LSM)。

第三位数(文件序号):序号采用三位阿拉伯数字,根据需要,也可采用四位阿拉伯数字。

内部受控文件的版本采用“版本/修订次数”的方式表示,如“A/0”,“A”表示第 A 版,“0”表示第 0 次修订(图 1-4)。

<table>
<tr><td colspan="6">仪器选择和管理程序</td></tr>
<tr><td colspan="2">文件类型:程序文件</td><td colspan="2">版本号:第 C 版</td><td colspan="2">修订号:第 0 次修订</td></tr>
<tr><td colspan="3">编写人:XX</td><td colspan="3">文件编号: BLK-PF-001</td></tr>
<tr><td colspan="3">审核人:XX</td><td colspan="3">审核日期: 2022 年 5 月 1 日</td></tr>
<tr><td colspan="3">批准人:XX</td><td colspan="3">批准日期: 2022 年 5 月 1 日</td></tr>
<tr><td colspan="2">XXXX 医院病理科</td><td colspan="2">第 1 页/共 5 页</td><td colspan="2">生效日期: 2022 年 5 月 1 日</td></tr>
</table>

**图 1-4　文件表头格式(示例)**

记录及表格的页眉和字体可以根据实际需要采取简略适用的方式。但必须包含发布部门名称、表格名称(反映记录内容)和表格编号等基本信息。为了方便工作,可适当加入其他必要信息。在质量管理体系的建立初期,为了使《质量手册》《程序文件》作业指导书及记录表格间的衔接性更加完善,表格编号可采用在其相应文件编号后加"-01"的方式,"01"为用两位阿拉伯数字代表的相应文件中的表格序号。如"BLK-SOP-012-01"即表示病理科通用作业指导书第12章的第一个记录/表格(图1-5)。

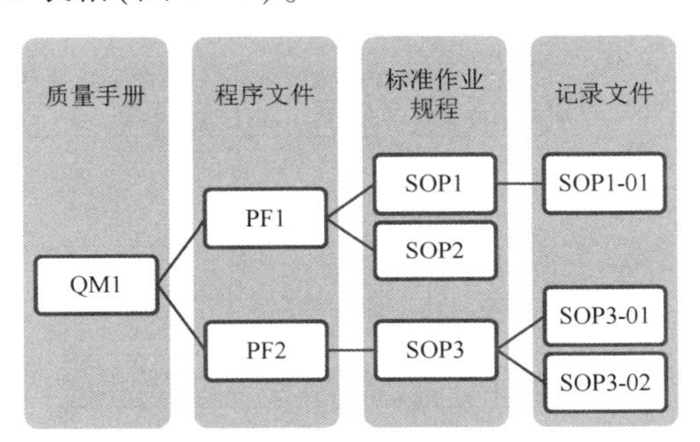


**图1-5　质量管理体系的文件构架**

## 二、《质量手册》

每个实验室的《质量手册》都具有唯一性。各类实验室在将其质量管理体系形成文件时,在文件的结构、格式、内容或表述的方法方面有灵活性。

质量管理体系主要包括以下内容:①明确实验室的质量方针、质量目标以及质量指标;②规定和描述质量管理体系、组织机构;③规定人员的职责和权限;④明确质量管理体系中各项活动的行为准则,是病理科各项活动应遵循的基本依据。

《质量手册》一般包括管理要求和技术要求两大部分(表1-12)。

**表1-12　《质量手册》目录(示例)**

| 序号 | 文件 |
| --- | --- |
| 1 | 质量手册批准书 |
| 2 | 公正性保密性声明 |
| 3 | 1 病理科概况 |
| 4 | 2 质量方针和质量目标 |

（续表）

| 序号 | 文件 |
| --- | --- |
| 5 | 3 术语定义、引用标准及依据 |
| 6 | 4.1 组织和管理 |
| 7 | 4.2 质量管理体系 |
| 8 | 4.3 文件控制 |
| 9 | 4.4 服务协议 |
| 10 | 4.5 受委托实验室的检查 |
| 11 | 4.6 外部服务与供应 |
| 12 | 4.7 咨询服务 |
| 13 | 4.8 投诉的解决 |
| 14 | 4.9 不符合的识别与控制 |
| 15 | 4.10 纠正措施 |
| 16 | 4.11 预防措施 |
| 17 | 4.12 持续改进 |
| 18 | 4.13 记录控制 |
| 19 | 4.14 评估与审核 |
| 20 | 4.15 管理评审 |
| 21 | 5.1 人员 |
| 22 | 5.2 设施和环境条件 |
| 23 | 5.3 病理科设备、试剂和耗材 |
| 24 | 5.4 检查前过程 |
| 25 | 5.5 检查过程 |
| 26 | 5.6 检查质量的保证 |
| 27 | 5.7 检查后过程 |
| 28 | 5.8 结果报告 |
| 29 | 5.9 结果发布 |
| 30 | 5.10 病理科信息管理 |
| 31 | 附件 1 医疗机构执业许可证 |
| 32 | 附件 2 法人证明 |
| 33 | 附件 3 法人授权书 |
| 34 | 附件 4 病理科布局图 |
| 35 | 附件 5 病理科临床基因扩增检验实验室布局图 |

（续表）

| 序号 | 文件 |
| --- | --- |
| 36 | 附件 6 病理科内部组织结构图 |
| 37 | 附件 7 病理科外部组织结构图 |

### （一）公正性和保密性声明

申请认可的实验室应注意实验室的公正性、公平性、各种服务的独立性、信息的机密性等。实验室必须作出书面承诺：实验室不卷入任何可能降低实验室在能力、公正性、判断力或诚信性等方面的可信度活动；不受任何可能对其各种质量产生不利的不正当的商业、财务或其他压力的影响；按照相关法规要求程序处理样本，对服务对象的信息保密。

### （二）质量方针和质量目标

质量方针是由实验室负责人授权正式发布的组织意图和方向，通常是宏观、定性的。质量方针与所在组织的总方针一致，是质量目标的制订依据和框架，是质量目标持续改进的方向指南。质量方针的用语一般简明扼要，言简意赅，以“标语”的形式来展示。

**质量方针**

准确及时　科学规范　以人为本　持续优化

质量目标是实验室在质量方面所追求的目的，必须可测量、可适当地分类。质量目标在质量方针的框架下建立，与质量方针保持一致，是质量方针的细化、量化，涵盖质量方针的各方面，不能遗漏。制订质量目标时应考虑：实验室当前及长期的服务对象、任务和市场，实验室的人力资源、物质资源及资源供应方的情况。建议预设质量目标是可以达到的目标，过高或偏低均不合适，应确保实验室各种人员能够理解并坚决执行。通常情况下，一个质量目标由多个更加细化的质量指标来综合体现。

### （三）管理要求

管理要求的编写包括 CNAS-CL02《医学实验室质量和能力认可准则》中的以下内容。

1. 以《文件控制》为例对管理要素的文件编写进行说明

(1) 首先通过目的、适用范围和职责对文件控制进行概述。

(2) 对内部文件和外部文件进行准确定义。

(3) 详细说明文件的批准、发布、发放和回收过程。

由文件管理员负责发放新版受控文件和回收作废、过期或已经遗失的文件,防止使用无效和(或)作废的文件。

<table>
<tr><td colspan="6">管理要求<br>文件控制</td></tr>
<tr><td colspan="2">文件类型:质量手册</td><td colspan="2">版本号:第 C 版</td><td colspan="2">修订号:第 0 次修订</td></tr>
<tr><td colspan="3">编写人: XX</td><td colspan="3">文件编号: BLK-QM-001</td></tr>
<tr><td colspan="3">审核人: XX</td><td colspan="3">审核日期:2022 年 5 月 1 日</td></tr>
<tr><td colspan="3">批准人: XXX</td><td colspan="3">批准日期: 2022 年 5 月 1 日</td></tr>
<tr><td colspan="2">XXXX 医院病理科</td><td colspan="2">第 1 页/共 2 页</td><td colspan="2">生效日期:2022 年 5 月 1 日</td></tr>
</table>

总则

规范内部制订和来自外部文件的管理要求,确保质量管理体系文件的有效使用,及时对质量管理体系文件进行更新,保证持续满足使用的要求,防止误用、错用作废文件和无效文件。

(一) 文件的定义

文件是指所有信息或指令,包括政策声明、使用说明、流程图、程序、规程、表格、校准表、生物参考区间及其来源、图表、海报、公告、备忘录、软件、画图、计划书、协议和外源性文件(如法规、标准和提供病理检查程序的教料书)等。

实验室质量管理体系文件按照来源分为内源性受控文件和外源性受控文件两大类。内源性受控文件是指内部编写与制订的质量体系文件,包括质量手册、程序文件、作业指导书、各类质量记录和技术记录等。文件的层次从高到低依次为质量手册、程序文件、作业指导书、记录。外源性受控文件是指与病理检查工作有关的外来技术性文件(如正式出版的技术标准、规范、法规、仪器说明书等)。

(二) 文件控制管理程序的建立

实验室应建立文件控制管理的程序,对内部文件的编写、审核、批准发布、标识、保存、修订、废止等进行详细规定,对构成质量管理体系文件的所有文件和信息(来自内部或外部的)进行控制,从而保证文件的正确性和有效性。

所有受控文件应有存档,并由实验室主任规定其保存期限。这些受控文件可以以适当的形式保存,不限定为纸张,如硬盘、光盘、磁带、胶片等。文件的保持期限和方式还应遵循国家、地区和当地有关文件的规定。

(三) 文件控制管理的要求

(1)质量管理体系文件编写的内容应符合实验室管理层确定的质量方针和质量目的、认可准则、应用说明、质量管理标准文件和相关法规或技术规范等的要求。质量管理体系文件在向使用者发布前,须经授权人员审核和批准。

(2)建立一个现行文件版本的有效性控制记录,包括文件的审批记录、发放记录及现行受控文件清单,以方便检索和管理。

(3)在相关使用场所,只有经审核与批准的现行文件版本方可使用。

(4)无效或已废止的文件应立即撤离使用场所,或加以明确标识以确保不被误用。任何部门和个人不得继续使用无效或废止的文件。存留或归档的已废止文件,也必须有明显标示,如红色的"文件作废"字样。

(5)实验室根据文件的内容和现时的具体。定期对文件进行评审、修订,并经授权人员审核和批准后,方可使用。应在文件管理控制程序中对文件的修订和改版做出详细的规定,特别是如需在文件再版之前对文件进行手写修改,则应确保修改的程序和权限,修改之处应有清晰的标注、签名并注明日期,修订的文件应尽快正式重新发布。

(四) 文件的识别

所有与质量管理体系有关的文件均应唯一识别,包括:标题、文件识别号、版本的日期和(或)版本号、页数、发行部门、文件来源。

(五) 支持性文件

BLK-QM-019《记录控制》

BLK-PF-003《文件编写与控制管理程序》

BLK-PF-013《记录控制和管理程序》

BLK-SOP-025《病理科质量文件管理制度》

2. 以4.14《评估和审核》中的部分文件为例对管理要素的文件编写进行介绍

(1)总则:在充分理解CNAS-CL02《医学实验室质量和能力认可准则》的基础上,对评估与审核进行概述。

**评估与审核**

病理科定期策划并实施所需的评估和内部审核,以证实检查前、检查中、检查后、环境与设施、设备与耗材以及支持性文件按照满足用户需求和要求的方式实施,及时发现存在的问题和不符合或偏离,制订纠正措施和(或)预防措施,保证质量体系运行持续有效并符合ISO15189标准要求,确保质量体系和检查技术运作的符合性和有效性,促进质量体系自我完善、持续改进,同时,还可促进内部交流与合作,提供发现和培养人才的机会。

(2)明确评估与审核的内容。

①对申请、程序和样品要求适宜性的评审:授权相关有资质的人员定期评审检验程序,使之与临床医生的检查检验申请相适宜,定期评审标本采集量、采集器械以及保存容器和保存剂的要求,确保样品的质量满足实验室检验的要求,授权的评审人员须有良好的沟通能力。

**评估审核的内容**

1. 申请程序和标本要求适宜性的定期评审

服务协议与受委托实验室负责人定期评审病理科提供的检查,包括标本的采样量、采集器械及保存剂的要求等,以确保采样量适宜,并正确采集以保护标本被测量。

2. 用户反馈的评审

定期就病理科所提供服务是否满足用户需求和要求征求用户反馈信息并保存收集的信息以及采取措施的记录;在进行用户反馈的评审时,应先对用户的需求进行细化,可包括病理检查的临床意义、病理检查的价格、标本采集的可接受性、病理报告时间、病理检查流程、病理科人员的服务态度、病理结果的准确性、咨询服务、候诊的环境、危急值的报告、不合格标本的处理等,同时,要畅通服务对象的反馈渠道,让服务对象充分提出自身需求,要注意将患者、医生、护士等不同服务对象所反馈的信息进行实事求是的评审。

反馈信息的获取可通过调查表、问卷、座谈会、沟通会、授权人员主动征求意见等方式对实验室的表现进行监督,但必须确保用户信息的保密性。同时,记录并保存收集到的信息以及所采取的措施。建立用户反馈管理程序,作为管理评审的输入内容。

3. 员工建议

病理科管理层鼓励员工对病理科服务的任何方面的改进提出建议,畅通员工的建议渠道,实时收集员工书面或者口头的建议,定期发放建议表格咨询员工建议,或管理层直接征询或接受员工建议。病理科管理层评估并合理实施员工对病理科任何方面提出的改进建议,同时向员工反馈,保存员工建议及管理层采取措施的记录。

②用户反馈的评审:实验室就所提供的服务是否满足用户要求定期征求用户反馈信息,明确用户反馈信息的内容、获取渠道,对收集到的反馈意见进行整理和总结。确保用户信息的保密性。

③员工建议的评审:员工的建议是实验室持续改进的重要获取途径,应重视对员工建议的反馈。实验室对员工建议的渠道、评估和反馈进行评审。

(3)内部审核。

内部审核是实验室内部进行的审核,也称第一方审核,检查质量体系运行的符合性和有效性,是一种自我约束、自我诊断和自我完善的活动。

说明内部审核的基本原则、对内审员的要求、内部审核的要求、内部审核的依据,并明确制订内部审核程序的内容要求。

**内部审核**

一、总则

根据质量管理体系的规定定期对病理科质量管理体系涉及的所有要素和对医疗有关键意义的领域进行内部审核,建立质量指标以监控和评估检查前、检查中和检查后过程中的关键环节并定期评审质量指标,验证质量管理体系是否符合标准要求,保证质量管理体系适合病理室检查工作实际和有效运行,并对不符合项进行纠正,为质量管理体系的改进提供依据。

## 二、内审的基本原则

(1) 正规性。

(2) 独立性。

(3) 公正性。

(4) 改进性。

## 三、内审的要求

病理科宜在一年内完成一次完整的内部审核。每次的内部审核不一定要对质量管理体系的全部要素进行深入审核,病理科可以决定重点审核某一特定活动,同时不能完全忽视其他活动,但应在一年内完成一次完整的内审。在质量体系建立初期,每年的内审次数可以多一些,间隔可以短一些,确保体系的有效运行。内审结果作为管理评审的输入之一。另外,出现以下情况时应及时组织附加审核:

(1) 质量方针和质量目标有较大改变。

(2) 科室组织结构、管理体系发生重大改变。

(3) 科室重要工作场所搬迁或环境变更。

(4) 出现重大事故,或客户对某一环节连续投诉多次。

(5) 内部质量监督连续多次发现问题。

(6) 出现对患者医护有重要影响的问题。

(7) 在接受第二方、第三方审核之前。

在下列情况下也可以进行有针对性的内部审核。

(1) 希望与服务用户建立协议关系时,协议评审之际对病理科自身质量体系进行初步评价。

(2) 在协议关系的框架内,验证质量体系持续符合规定的要求,并且正在实施。

(3) 当结果的准确性、可靠性处于危险中或怀疑处于危险中时。

(4) 当需要验证已采取了所要求的纠正措施并且有效时。

## 四、内部审核的依据

通常是按照审核的目的以及对病理科自身的重要程度来确定,按照优先程度,可采用如下依据:

(1) 质量体系文件(包括《质量手册》《程序文件》《作业指导书》等)。

(2)实验室协议条款。

(3)国家或行业的有关法律、法规或标准。

(4)质量体系标准,如ISO15189等。

制定程序控制内部审核的实施过程,包括:内部审核的策划、建立内审组、内审准备、内审实施、纠正措施的实施及其有效性的跟踪验证、发现潜在不符合时应提出预防措施。

(4)风险管理。

参照CNAS-CL02《医学实验室质量和能力认可准则》文件,简述风险管理的定义。明确风险管理的目的和管理方法等。

(5)质量指标。

实验室根据国家要求或行业共识,结合工作实际情况制订质量指标,建立质量指标管理制度,简述各项质量指标的监测方法,将评估结果和预期目标进行比较,若未达标,应采取纠正措施等。

(6)外部机构的评审。

外部机构的评审是实验室识别不符合以持续改进的重要渠道,参照CNAS-CL02《医学实验室质量和能力认可准则》要求进行体系文件的编写。

**外部机构的评审**

为了持续有效地运行质量体系,实验室应按照规定,定期接受外部机构的评审和检查,包括认可机构的认可评审、国家卫健委、省卫健委、各级疾病预防控制中心、食品药品监督管理局、卫生监督所、其他卫生行政部门、消防安全部门等的检查。如果外部机构的评审识别出病理科存在不符合或潜在不符合,适当时,病理科应采取适宜的应急措施、纠正措施,需要时,导出预防措施,以持续符合实验室认可准则的要求。这些外部机构的评审以及病理科所采取的应急措施、纠正措施和预防措施,均应记录并保存,并作为管理评审输入内容之一。

**(四)技术要求**

1. 以《实验室设备、试剂和耗材》为例对技术要素的文件编写进行说明

(1)首先通过目的、适用范围和职责进行概述。

(2)实验室设备、试剂和耗材的审批、购买、质量检测、具体操作、日常维护、保养及校准、实际耗材的验收试验、库存管理等均具有具体要求,分别在《质量手册》中得以规定。

<table>
<tr><td colspan="6">技术要求<br>实验室设备、试剂、耗材</td></tr>
<tr><td colspan="2">文件类型:质量手册</td><td colspan="2">版本号:第C版</td><td colspan="2">修订号:第0次修订</td></tr>
<tr><td colspan="3">编写人: XX</td><td colspan="3">文件编号: BLK-QM-001</td></tr>
<tr><td colspan="3">审核人: XX</td><td colspan="3">审核日期:2022年5月1日</td></tr>
<tr><td colspan="3">批准人: XXX</td><td colspan="3">批准日期: 2022年5月1日</td></tr>
<tr><td colspan="2">XXXX医院病理科</td><td colspan="2">第1页/共5页</td><td colspan="2">生效日期:2022年5月1日</td></tr>
</table>

总则

实验室设备、试剂和耗材,是病理检查工作的基本需要,病理科应具备相应的设备、试剂和耗材,同时制定正确的使用和维护管理程序,保证临床病理工作顺利进行。

(一) 实验室设备

1. 实验室设备的定义

实验室设备包括仪器的硬件和软件、测量系统和实验室信息系统。

2. 实验室设备的配置

实验室设备应与所提供的服务相适应。病理科主任申请并配置为提供服务所需的全部仪器设备。只要是实验室使用的设备都应得到控制,这些设备包括样品采集,样品准备、样品处理、检验和储存等过程所需用到的设备。在选择设备时,要考虑能源消耗和将来的处置(注意环境保护)。非永久控制的设备(如租用、借用的设备)也应符合实验室管理控制要求。

为了保证病理检查质量,实验室应监控设备的性能和使用年限,如果设备性能达不到要求或者影响了检测质量,则应立即更换设备。

3. 设备的验收与性能要求

(1)设备在安装时及常规使用中应能够显示出达到的性能标准,并符合相关检测要求。设备性能指标主要指正确度、精密度、可报告范围、灵敏度、分析干扰等。

(2)租用的设备或者由实验室授权使用的移动设备等。也要符合该要求。

(3)使用供应商推荐的“检测系统”(包括仪器、配套的专用试剂、校准品、操作程序、质控和维护计划等)有利于保障检测结果的“溯源性”。

(4)实验室应定期评价仪器设备性能。以保证和维持其正常功能状态。仪器设备应定期由制造商工程师进行全面的保养。检测并校准和验证设备、试剂及分析系统处于正常的功能状态,并出其校准报告。在常规使用中,一般采用质控物对设备进行验证/核查/监测,必要时进行校准。

(5)当设备脱离实验室的直接控制时(如外借等》。实验室应保证在其返回实验室使用之前验证其性能。且性能应该符合要求。

4. 制定设备的操作和使用程序

实验室应制定设备的操作程序和使用程序。该程序应包括原理、检测系统校准、质量控制、检测使用步骤、维护保养等。以及为了防止设备污染或损坏的设备安全操作、运输、储存和使用的程序,该程序至少应遵循制造商的建议,包括由设备制造商提供的相关手册和使用指南,并要便于获取。具体参见“作业指导书管理程序”。

5. 操作与安全

实验室应制定仪器设备有关安全的作业指导书,包括检查电气安全、安全操作、运输、存放及对化学、放射性和生物材料的处置和人员防护措施。操作人员应方便得到这些指导资料。

6. 设备的管理

1)设备的授权操作

使用设备的人员应首先经过相关的培训。培训合格后,由实验室授权的人员才可以操作设备,并可很方使地得到设备使用及维护的最新作业指导书(包括减少污染的措施)。

2)设备标识

设备的标识分为唯一性标识和状态标识。每件设备均应有唯一性标识或其他识别方式。只要可行,实验室控制的需校准或验证的设备,要贴状态标识以标明仪器设备已经过校准或验证的状态,性能正常,并标明有效期或再次校准/验证的日期。

3)设备校准和计量学测源

实验室应定期对影响检测结果的仪器进行校准。

校准需符合以下基本要求:

(1)实验室应与制造商或相关方一起制订校准程序,该程序应至少遵循制造商的使用说明,以及符合相关的卫生行业标准或者相关国家标准。内容应包括定期验证要求的测量准确度和各个测量系统的功能如加样系统、温控系统等以及校准修正因子的正确更新和安全防护以防止因调整和篡改而使检测结果失效的程序内容。网时,还应验证校准后的仪器状态等。

(2)校准通常由厂家具有资质的经授权的工程师与实验室技术人员共同完成,并须经实验室管理层确认。

(3)记录校准状态和再校准日期。

(4)记录校准标准的计量学溯源性和设备的可溯源性校准。

(5)当计量学溯源不可能或无关时,应用其他方式提供结果的可信度,包括但不限于以下方法:

①对检测系统定期进行校准;

②经另一程序检验如参加适当的实验室室间比对活动;

③使用相应的参考物质:此参考物质必须是有资格的供应商提供的有证标准物质,并隔有材料特性的评细说明:

④使用明确建立、规定、确定了特性的、并由各方协商一致的协议标准或方法。

4)设备不良事件报告

由设备直接引起的不良事件和事故,例如实验室仪器发生不良事件或事故时,应按要求进行调查并向制造商和监管部门如实验室的上级主管部门临工处、医务处、当地食品药品监督管理局、卫生行政部门等相关部门报告,实验室应对人员进行不良事件报告的培训。

5)设备记录

实验室应保存影响检验性能的每件设备的记录,包括但不限于以下内容:

(1)设备标识。

(2)制造商名称、型号、系列号或其他唯一标识。

(3)重要设备制造商的联系人和电话。

(4)到货日期和投入运行日期。

(5)当前的位置。

(6)接收时的状态(如新设备、旧设备、翻新设备)。

(7)制造商说明书。

(8)证实设备可以使用的设备性能记录。

(9)已完成的保养和预防性的保养计划。

(10)设备的损坏、故障、改动或修理。

(11)预计更换日期(可能时)。

(12)记录校准的修正因子,及时更新备份。

这些记录应形成档案,保证在设备使用期内或法律法规要求的时间内可供查阅。

7. 设备维护与维修保养

(1)实验室应制定文件化的预防性维护保养程序,如每天开关机、清洁清理、日保养、月保养、年保养等。该程序至少应遵循制造商说明书的要求。

(2)实验室应至少使用制造商的计划和(或)说明书,保证设备安全使用。设备应维护使其处于安全的工作条件和工作顺序状态,应包括定期检查电气安全、紧急停机装置(如有)等。所有操作应由经受培训后获得授权的人员进行,包括设备的安全操作和处理化学品、放射性物质和生物材料。

(3)当发现设备故障时,应停止使用并清晰标识,以防止其他不清楚情况的人员误用。当发生故障后,应立即启动措施维修。故障排除后,应确保故障设备已经修复并验证,表明其满足规定的可接受标准后方可使用。同时,实验室还应检查设备故障对之前检测的影响,并采取应急措施或纠正描施。

在设备投入使用、维修或报废之前,实验室应采取适当措施对设备去污染,并提供去污染清单给相关人员。同时还要保证有适于维修的空间和提供适当的个人防护设备。

8. 设备的保护

仪器、软件等均应得到相应的保护,包括安全使用、存放、转移等。

(二)试剂和耗材

1. 定义

试剂包括参考物质、校准物和质控物;耗材包括石蜡、移液器吸头、载玻片等,实验室应制定文件化程序用于试剂和耗材的接收、储存、验收试验和库存管理。

2. 试剂和耗材的接收

实验室对试剂和耗材的接收要求应包括但不限于核对发票和送货单上的批号、有效期、数量、规格、供应商的运输条件是否符合要求以及价格是否一致等,接收后最好签字确认。如不符合要求,应拒收。当实验室不是接收单位时,应核实接收地点如供应商的冰箱或试剂库是否具备充分的储存和处理能力。以保证购买的物品不会损坏或变质。

实验室接收到的试剂和耗材,应立即按制造商的说明和环境要求储存。当确需改变储存环境时,需提供验证材料。

3. 试剂和耗材的验收试验

影响病理检查质量的试剂和耗材,包括分装的质控品等,应在使用前进行性能验证,若试剂盒的试剂组分或试验过程改变,或使用新批号或新货运号的试剂盒之前。也应进行性能验证。

4. 试剂和耗材的储存和库存管理

实验室应建立试剂和耗材的库存控制系统。库存控制系统应能将未经检查的和已检查合格的试剂区分开,也能将不合格的试剂和耗材与合格的分开,能够监控有效期,防止使用过期试剂和耗材。

5. 试剂和耗材使用说明

试剂和耗材的使用说明应包括制造商提供的说明书,应易于获取。实验室可根据制造商说明书制订程序化文件对试剂和耗材的使用进行控制。

6. 试剂和耗材—不良事件报告

由试剂或耗材直接引起的不良事件和事故,应按要求进行调查并向制造商和相应的监管部门报告。参考设备的不良事件报告。

7. 试剂和耗材的记录要求

应保存影响检测性能的每一试剂和耗材的记录。包括但不限于以下内容:

(1)试剂或耗材的标识。

(2)制造商名称、批号或货号。

(3)供应商或制造商的联系方式。

(4)接收日期、失效期、使用日期、停用日期(适用时)。

(5)接收时的状态(例如:合格或损坏)。

(6)制造商说明书。

(7)试剂或耗材初始准用记录。

(8)证实试剂或耗材持续可使用的性能记录。

8. 自配试剂的管理

实验室根据实际工作的需要,可能会有少量的自配试剂。当实验室使用配制试剂或自制试剂时,记录除上述内容外。还应在盛装的容器上注明包括试剂名称、浓度、储存要求、配制日期、有效期和配制人等,试剂的配制方法应在作业指导书中说明。

对于分装的质控品,应有记录、储存要求、配制人等信息,同时应对存放时间内的稳定性进行验证。

9. 试剂和耗材的保护

所有试剂和耗材,包括参考物质、质控物质、消耗品、试剂等均应得到相应的保护,包括安全使用、存放、转移等。

(三) 支持性文件

BLK-PF-006《外部服务和供应品采集的管理程序》

BLK-PF-018《设施和环境条件管理程序》

BLK-PF-019《设备选择和管理程序》

BLK-PF-020《仪器设备检定、校准程序》

BLK-PF-022《结果计量溯源性、可信度管理程序》

BLK-PF-034《实验室信息系统管理程序》

BLK-SOP-030《病理科危险化学品管理制度》

BLK-SOP-031《病理科耗材及试剂管理制度》

BLK-SOP-032《病理科自配试剂管理制度》

BLK-SOP-033《病理科设备管理制度》

BLK-SOP-045《病理科不良失控事件管理制度》

2. 以《实验室信息管理》为例对技术要素的文件编写进行说明

(1)说明实验室信息的组成、分类和收集。

(2)明确实验室信息的职责和权限以确保实验室信息的检索和传输,并保障实验室信息保密性安全。

>>>>>>>>>>>>>>>>>>>>>>>>>>>>>>>>>>>>>>>>>>>>>>>>>>>

### 实验室信息的组成、分类和收集(示例)

病理科信息管理

1. 病理科信息的组成、分类和收集

(1)病理科信息管理包括病理科产生和使用的全部信息和数据,如病理报告、财务数据、质控数据、供应商目录和健康信息等各种类型的数据,还包括信息管理过程中病理科的任务、服务、员工、患者业务、服务交付业务、资源和技术等。

(2)病理科信息可以按照承载介质不同分为:电子数据、纸质数据和声音数据。电子数据包括电子签名、电子邮件、微信平台、微信群、网站和网络查询结果、手机短信报告、录像和电子照片及其他个人网络设备等;纸质数据包括病理科的正式报告、复印件、传真、照片等;声音数据包括面对面口头说话、电话通知、录音留言等。

(3)病理科信息的收集:病理科内信息来源多种多样,病理科要求使用标准的术语、定义、缩写、标记和指定计量,病理科要符合最新和权威的知识信息资源。

### 信息的检索、传输、保密性管理(示例)

2. 病理科信息的检索和传输

病理科要有书面政策规定数据的获取、展示、传输和保留;在需要时能从病理科的储存和检索系统获取信息;病理科传输数据和信息需要在病理科规定和法规要求的时间范围内。

3. 病理科信息的保密性管理

保证信息的保密性是病理科每个员工的职责,病理科通过指定权限,只有被授权人员才能使用信息,以保护隐私,防止未经授权人员进入信息系统使用患者的健康信息;病理科使用健康信息必须在法律和规章允许的范围内;病理科公开健康信息必须要在患者授权或其他法规规定的范围内。

(3)说明实验室电子信息系统的管理包括:安装前的验证、职责和权限、使用过程中的维护验证、故障处理、使用环境、应急预案等。

## 实验室电子信息系统管理(示例)

4. 病理科电子信息系统的使用和管理

病理科电子系统是用于收集、处理、记录、报告、存储或检索数据和信息的系统,可包括作为病理科设备功能的计算机系统和使用通用软件的独立计算机系统。病理科制定电子信息系统的管理程序。

(1)病理科在安装前需要验证电子信息系统的功能,记录电子信息系统的修理和维护过程,便于回顾。所有文件化程序和数据要便于授权人员获得。病理科管理层要确保系统供应商和操作员符合认可准则的全部适用要求;

(2)病理科确保规定电子信息系统管理的职责和权限,包括可能对患者医疗产生影响的信息系统的维护和修改。病理科规定所有使用电子系统人员的职责和权限,特别是从事的活动涉及访问患者的数据和信息、输入患者数据和检查结果、修改患者数据或检查结果及授权发布检查结果和报告等方面;防止非授权者访问;

(3)病理科各环节在使用电子信息系统前或系统发生改变后,包括在使用对象的工作站(主要指临床医生工作站)或终端的显示是否与病理科内容一致,需进行数据准确性、完整性的验证;

(4)电子信息系统工作站需要进行日常保养和预防性维护,系统升级操作需经病理科指定负责人审批同意,并做好备案记录;

(5)病理科信息主管负责病理科电子信息系统的学习和培训工作,协助网络科进行故障处理;

(6)计算机系统需在供应商规定的环境下操作,需采取措施防止非授权者访问,安全保护以防止篡改或丢失数据;

(7)符合国家或国际有关数据保护的要求;

(8)病理科对电子信息系统进行维护以保证数据和信息的完整,并包括系统失效的记录和适当的应急和纠正措施;

(9)当信息系统在异地或分包给其它供应商进行管理和维护时,实验室管理层应确保系统供应商或操作员符合本准则的全部适用要求。

## 三、《程序文件》

《程序文件》的结构和格式应当由实验室通过文字内容、流程图、表格以及上述形式的组合,或所需要的任何其他适宜的方式作出规定。

《程序文件》可引用《作业指导书》(标准操作流程),《作业指导书》规定了开展活动的方法。《程序文件》通常描述跨职能的活动,《作业指导书》则通常适用于某一职能内的活动(表 1-13)。

**表 1-13 《程序文件》目录(示例)**

| 序号 | 文件编号 | 文件名称 | 页码 |
|---|---|---|---|
| 1 | WHUH-BLK-CX-批准书 | 批准书 | |
| 2 | WHUH-BLK-CX-01 | 伦理与信息保护程序 | |
| 3 | WHUH-BLK-CX-02 | 沟通管理程序 | |
| 4 | WHUB-BLK-CX-03 | 文件控制管理程序 | |
| 5 | WHUH-BLK-CX-04 | 服务协议评审与管理程序 | |
| 6 | WHUH-BLK-CX-05 | 受委托实验室的检验管理程序 | |
| 7 | WHUH-BLK-CX-06 | 外部服务与供应管理程序 | |
| 8 | WHUH-BLK-CX-07 | 咨询服务管理程序 | |
| 9 | WHUH-BLK-CX-08 | 投诉处理程序 | |
| 10 | WHUH-BLK-CX-09 | 不符合的识别和控制程序 | |
| 11 | WHUH-BLK-CX-10 | 纠正措施管理程序 | |
| 12 | WHUH-BLK-CX-11 | 预防措施管理程序 | |
| 13 | WHUH-BLK-CX-12 | 持续改进管理程序 | |
| 14 | WHUH-BLK-CX-13 | 记录控制管理程序 | |
| 15 | WHUH-BLK-CX-14 | 评估与审核程序 | |
| 16 | WHUH-BLK-CX-15 | 管理评审程序 | |
| 17 | WHUH-BLK-CX-16 | 人员管理程序 | |
| 18 | WHUH-BLK-CK-17 | 设施和环境条件管理程序 | |
| 19 | WHUH-BLK-CX-18 | 设备试剂耗材管理程序 | |

（续表）

| 序号 | 文件编号 | 文件名称 | 页码 |
|---|---|---|---|
| 20 | WHUH-BLK-CX-19 | 检查前程序 | |
| 21 | WHUH-BLK-CX-20 | 检查过程管理程序 | |
| 22 | WHUH-BLK-CX-21 | 检查结果质量保证 | |
| 23 | WHUH-BLK-CX-22 | 检查后程序 | |
| 24 | WHUH-BLK-CX-23 | 结果报告程序 | |
| 25 | WHUH-BLK-CX-24 | 结果发布程序. | |
| 26 | WHUH-BLK-CX-25 | 信息系统管理程序 | |
| 27 | WHUH-BLK-CX-26 | 检查程序的选择、验证程序 | |
| 28 | WHUH-BLK-CX-27 | 测量不确定度评定程序 | |
| 29 | WHUH-BLK-CX-28 | 生物参考区间评定程序 | |
| 30 | WHUH-BLK-CX-29 | 检查结果可比性管理程序 | |
| 31 | WHUH-BLK-CX-30 | 风险管理程序文件 | |
| 32 | WHUH-BLK-CX-31 | 病理科实验室间比对程序 | |
| 33 | WHUH-BLK-CX-32 | 本部和分院病理科同质化管理程序 | |

《程序文件》需至少涵盖 CNAS-CL02《医学实验室质量和能力认可准则》的所有要素。

程序文件内容：

(1)标题。应当能明确识别《程序文件》。

(2)目的。《程序文件》应当规定其目的。

(3)范围。《程序文件》应当描述其范围，包括适用与不适用的情况

(4)职责和权限。《程序文件》应当明确人员和(或)组织职能部门的职责和权限，以及它们在程序所描述的过程和活动中的相互关系。可采用流程图和文字描述的方式予以明确。

(5)活动的描述。对活动描述的详略程度取决于活动的复杂程度、使用的方法以及从事活动的人员所必需的技能和培训的水平。不论其详略程度如何，适用时，对活动的描述应当考虑以下方面。

①明确实验室及其顾客和供方的需要。

②以与所要求的活动相关的文字描述和(或)流程图的方式描述过程。

③明确做什么、由谁或哪个职能部门做,为什么、何时、何地以及如何做。

④描述过程控制以及对已识别的活动的控制。

⑤明确完成活动所需的资源(人员、培训、设备和材料)。

⑥明确与要求的活动有关的文件。

⑦明确过程的输入和输出。

⑧明确要进行的测量。

实验室可以决定将上述部分内容在《作业指导书》中加以描述是否更为适宜。

(6)记录。在《程序文件》的该部分或其他相关部分应当规定所涉及活动的记录,适用时应当明确这些记录所使用的表格,应当规定记录的填写、归档以及保存的方法。

(7)附录。在《程序文件》中可包括附录,其中包含一些支持性的信息,如图表、流程图和表格等。

**(一)以《文件控制及管理程序》为例对程序文件的编写进行说明**

一、目的

建立本程序以对实验室各种内源性受控文件的编写和外源性受控文件进行规范的管理和控制,保证实验室现场和各部门使用现行有效的文件,防止误用失效或作废的文件。

二、适用范围

本实验室发放的所有文件。

三、职责

(1)实验室主任负责《质量手册》《程序文件》《外来文件》的批准发布,签署其作废和销毁。

(2)质量主管负责组织相关人员编写《质量手册》和《程序文件》,负责审核《质量手册》和《程序文件》。

(3)技术主管负责审核实验室技术性文件,负责批准《标准操作规程》。

(4)专业组组长负责组织本组人员编写《标准操作规程》,负责审核《标准操作规程》。

(5)文档管理员负责相关文件的收发、归档和管理。

四、工作程序

(一) 文件的编写

1.《质量手册》和《程序文件》。

实验室主任将编写的宗旨、方针以及质量目标等内容传达给相关编写人员。质量主管负责组织相关人员编写《质量手册》和《程序文件》。编写人员还须依据认可准则、应用说明、质量管理标准文件和相关法规或技术规范等要求，并结合实验室具体情况进行各个文件的编写工作。各部分内容应当相互衔接，使质量管理体系文件成为一个完善的整体。

2. 标准操作规程。

各专业组组长根据《质量手册》和《程序文件》有关编写标准操作规程的要求，组织本组人员编写标准操作规程及相关记录表格，内容应符合实验室管理层确定的质量方针和质量目标、认可准则、应用说明、质量管理标准文件和相关法规或技术规范等要求，还应该遵从仪器制造商的建议，并结合实验室具体情况进行各个文件的编写。

(二) 文件的审核

(1)《质量手册》和《程序文件》编写完成后，提交给实验室质量主管进行审核，审核后的意见返回给编写人员或被授权人员进行修改。

(2)专业组组长对标准操作规程和相关记录表格进行审核，审核后的意见返回给编写人员或被授权人员进行修改。

(3)技术主管对实验室的技术性文件进行审核，审核后的意见返回给编写人员或被授权人员进行修改。

(三) 受控文件的排版和标识

1. 页眉

页面纸张一般采用A4纸张，内容较少的记录表格可以采用A5纸，如温度记录表。页眉内容一般为：文件标题、文件编号、文件类别、版本号、页码、授权发行部门及生效日期。

2. 字体和段落

文件正文字体一般采用宋体，字号为五号，字间距为标准。较大条款的序号和字体采用加粗。段落首行缩进两个汉字字符,行间距为 1.25 行距。

3. 文件内条款的序号

文件内条款的序号采用“1”,“1.1”,“1.2”,“1.2.1”,…的形式进行编号。一个条款内若干短句并列内容的序号可采用“1)”,“2)”,“3)”,…的形式进行编号,短句后采用“;”,末短句后采用“。”,序号与文字间留一定间距。

4. 文件的装订和成册

文件以其文件编号为独立单元,以便于修改。放置位置要方便工作中取阅。当需要多个相关文件装订或汇集成册时,要按照文件编号顺序放置,封面要有册名,每册要有文件目录表。

5. 文件的编号和版本标识

(1)文件编号和版本的识别。

采用“BLK 或专业组别—文件类别—序号”的方式编号。

第一位数:实验室的英文缩写“BLK”,为实验室通用文件;各专业组汉语拼音缩写(ZD-诊断; JS-技术;XB-细胞;MY-免疫; FZ-分子等)。

第二位数(文件类别):按英文缩写为《质量手册》(quality manual,QM)、《程序文件》(procedure file,PF)、《标准操作规程》(standard operation procedure,SOP)、《外来文件》(external file,EF),《规章制度》(regulation file,RF),《实验室信息管理》(laboratory information system,LIS),《样本采集手册》(manual of sample collection,MSC);《检查项目手册》(manual of examination items,MED),《实验室安全手册》(laboratory safety manual,LSM)。

第三位数(文件序号):序号采用三位阿拉伯数字,根据需要,也可采用四位阿拉伯数字。

内部受控文件的版本采用“版本/修订次数”的方式表示,如“A/0”,“A”表示第 A 版,“0”表示第 0 次修订。

(2)表格的编排。

表格为相应文件的记录,并将表样放置于其正文之后,其页眉和字体可以根据实际需要采取简略适用的方式。但必须包含发布部门名称、表格名称(反映记录内容)和表格编号等基本信息。为了方便工作,可适当加入其他必要信息。表格编号采用在其相应文件编号后加“-01”,“01”为用 两位阿拉伯数字代表的相应文件中的表格序号。

(3)档案的编排。

存档文件和记录分类编排整理,以便查阅。

(四) 文件的批准与发布

(1)质量手册、程序文件、标准操作规程、表格编写审核完成后,由相应责任人批准发布。

(2)外来文件是否受控,由实验室主任确认。

(3)受控文件由文档管理员加注受控标识,电子文件应加注"受控文件"标识,纸质版文件及时下发各相关部门,并做好分发记录。

注:向实验室服务对象发放的宣传资料或手册,也是文件受控系统的一部分,同样需要有文件标识和发行日期。对这样的文件加注受控标识和进行分发登记可能不切实际,但文件上要有关于"此文件会定期评审,可能会有更改,有关最新版本的资料请向实验室索取"等类似的说明。在有新版发行时,尽可能扩大宣传范围,如通过电子显示屏宣传、通过医院内部行政网向各科室发布公告等。

(五) 内部文件的应用

(1)内部文件用于以下用途时,不要求对其修订进行控制,作为非受控文件管理:认可认证提交资料、提供客户(或其他相关方)、内审整改资料、质量监督整改资料、其他特殊发放的文件等。

(2)文件摘页、摘要张贴管理,此条款仅必要时使用。摘页张贴只需要对摘页页面上加盖受控章;摘要张贴由部门文件管理员节选受控文件的内容,原文件的批准人签名确认后方可张贴于操作现场,张贴页必须注明其母体文件的文件编号、版本号和修订号。部门文件管理员确保摘页、摘要张贴内容与母体文件同步更新。

(3)员工借阅纸质文件时,由申请人提交借阅申请,质量管理部门负责贵借阅和归还时的确认及登记工作。

(六) 内部文件的修改、偏离、修订

(1)文件实质内容未变时的修改要求,包括纠正文字、语法、逻辑、排版错误或调整语句等,经部门负责人批准后,由部门文件管理员实施手写修改,修改之处要求有清晰的标注(采用单行杠改)并签名、注明日期和修改原因,修改后原文可识别,在文件最近一次再版修订时加入手写修改的内容。

(2) 文件的偏离指由于某些特殊原因，文件暂时不能执行。偏离需求部门填写申请表，提出偏离申请，并做相关偏离风险分析，实验室质量主管和技术负责人对偏离情况进行审核。

(3) 可根据但不限于以下条件对文件进行修订：外来文件（规则/标准）修订、检验系统/方法更改、纠正和预防措施更改；来源包括：质量监督、部门主动改进、内审、外审、组织架构变动、文件年度评审等。文件修订遵循内部文件管理要求编写、审核、批准文件。文件修订后新文件生效的同时前一版本文件自动失效废止。

(4) 实验室质量手册和程序文件通常在依据标准更新、实验室主任变更、修改的内容较多或其他原因需要改版时进行版本的更换；各项目标准操作规程通常在病理检查项目依据标准更改、试剂更换或其他原因需要改版时改版，文件改版后应及时收回原文件，加盖文件作废标志；同时发放改版后的新文件。

（七）受控文件管理要求

文件的管理分受控文件管理和非受控文件管理两类。受控文件应登记处理，以便控制，适用时，应有唯一性标识和（或）加盖受控章，受控标识由文档管理员负责处理。非受控文件不用进行登记和（或）标识。

(1) 内部编写的受控文件一份作为正本（不限于纸质版）保存在实验室档案库中，另一份为副本发放至相关岗位。各组内的受控文件由组长负责管理，并保证在工作现场易于取阅。外来受控文件一般保存在档案库，由文档管理员负责管理。

(2) 内源性受控文件的分发应在《文件分发管理登记表》上进行登记，记录分发号，适用时加盖受控标识。

(3) 外来文件须由实验室主任确认是否受控，如需受控则在《外来文件受控登记表》上登记；

单位级外来文件，如国家法律法规、国家及地方相关行业标准等，由文件管理部门负责统一编号、加盖“受控”章后，按内部受控文件进行发放、保管、定期评审、回收处置等；

各部门级外来文件，如仪器、设备说明书或复印件等，由各专业组文档管理员负责收集、整理，确保所使用的外来文件为最新版本，并做好部门外来文件登记清单。

外来受控文件需按照适用范围，由质量主管/技术主管/各专业组组长或授权人员组织相关人员进行培训。

(4) 外来文件科室内所有人员均可进行提出，由各组专业组组组长进行审核，填写《外来文件引入批准表》，科室主任确认并批准其相关内容是否纳入当前科室内质量管理体系中，确认后按照 4.6.3 进行管理。

(5) 文档管理员应建立现行受控文件清单，登记《受控文件一览表》，以方便检索和管理。

(6) 受控文件的副本和现行文本应安全保管，保证不变质、不涂抹，不破损、不丢失。

(7) 受控文件未经实验室主任批准不得复制、外借、外传，文件和资料的借阅由文档管理员在《文件借阅登记表》上登记，并限期归还。

(8) 本实验室人员离职或离岗时应交回所持有的文件。

(八) 废止文件的处理和销毁

(1) 各专业组组长应监督该组使用的文件是否有效，如发现存在已经作废的文件，应尽快通知文档管理员予以处理。

(2) 文档管理员负责收回旧版本文件或无效文件，并做好记录。

(3) 未被销毁的作废文件，由文档管理员标注上红色的“作废”标记，并且必须放置在非使用场所，以防止误用。

(4) 对需要销毁的文件，由文档管理员填写《文件销毁记录表》，经实验室主任审核批准后，由文档管理员组织至少两名科室人员负责销毁。

(九) 文件的评审

质量主管每 12 个月对质量手册、程序文件及其所有记录与表格进行评审，各专业组长每 12 个月对本专业组的标准操作规程及其记录与表格进行评审。当需要修改时。按“内部文件的应用”执行。

五、支持性文件

BLK-PF-034《实验室信息系统管理程序》

BLK-PF-013《记录控制和管理程序》

BLK-SOP-025《病理科质量文件管理制度》

六、文件记录

BLK-PF-003-01《文件分发管理登记表》

BLK-PF-003-02《受控文件一览表》

BLK-PF-003-03《文件借阅登记表》

BLK-PF-003-04《外来文件受控登记表》

BLK-PF-003-05《文件修订/废止登记表》

BLK-PF-003-06《文件销毁记录表》

BLK-PF-003-07《文件销毁记录表》

BLK-PF-003-08《外来文件引入批准表》

### （二）以《投诉处理程序》为例对《程序文件》的编写进行说明

投诉是发现不符合、识别改进机会的重要渠道。鼓励实验室定期以系统化的方式，主动或被动地从服务对象和实验室员工获得信息。《投诉处理程序》宜包括投诉的来源、受理、处理、档案管理等内容，应针对内部投诉和外部投诉分别进行阐述。

（1）通过目的、范围和职责进行概述。

（2）明确投诉的来源，做好内部投诉和外部投诉的受理和登记。

（3）明确投诉处理的方法，针对外部投诉、内部投诉、无效投诉采取适宜的处理流程。

（4）通过满意度调查的方式，主动收集来自服务对象如临床医生的投诉，同时关注来自内部员工的意见。

#### 投诉处理程序的目的、范围、职责（示例）

一、目的

及时合理处理服务对象或员工对科室工作所做出的各种形式的投诉、建议或其他反馈信息，通过对投诉或其他反馈意见的分析，找出差距，改进科室的工作质量，提高综合服务能力。

二、范围

适用于本科室所有与检查或服务有关的内部及外部投诉的受理及处理流程。

三、职责

（1）科室所有人员均有接收并转达投诉的义务和责任，所有人员也有投诉别人的权力。

(2)科室投诉管理由医疗主管负责,下分设诊断组投诉管理小组及技术组投诉管理小组,由诊断组及技术组综合管理组组长分别担任组长,负责协助医疗主管对投诉进行调查及提出解决方案和纠正措施。

(3)由医疗主管对投诉内容及投诉组长提出的解决方案进行评估,督促投诉问题的解决。

(4)由医疗主管和质量主管对造成医疗安全不良事件的投诉共同进行风险评估及纠正措施的制定。

(5)对造成医疗安全不良事件的投诉由分管科副主任,必要时由科主任负责协调解决。

## 投诉的受理和登记的程序

四、程序

(一)投诉的来源

科室服务对象或内部员工通过各种途径(如上门、来信、电子邮件、电话等)向本科室人员或上级主管部门提出对本科室服务质量、服务态度等不满的意见,即形成投诉。分为外部投诉和内部投诉两种。

(二)投诉的受理和登记

1. 外部投诉的受理和登记

(1)本科室所有人员均有责任接受服务对象以任何方式(上门、电话、传真、电子邮件、书信或其他形式)向本科室提出的投诉。

(2)无论何时何地,无论哪位员工,遇到有服务对象投诉,都应热情接待,尽可能详细问明情况并做好记录,由第一接待人及时填写《外部投诉及处理记录单》或《外部意见或建议记录表》,在合理的时间内尽快报告投诉管理小组。

(3)因病理报告质量问题投诉的患者由诊断组投诉管理小组组长负责投诉登记和接待。

2. 内部投诉的受理和登记

(1)所有人员可以任何方式直接向诊断组或技术组投诉管理小组组长、医疗主管、质量主管,分管科副主任或科主任提出内部投诉,填写《内部投诉及处理记录单》。

(2)科室各环节内部或环节之间日常纠错和反馈沟通在科室工作微信群里常态化进行,即工作微信群抱怨。为促进工作的改进,不建议采取口头抱怨的形式。对工作微信群一般性抱怨问题无需单独填写《投诉及处理记录单》,但对严重的抱怨问题,即可能造成严重医疗安全隐患的质控相关问题,由投诉人填写《内部投诉及处理记录单》。

(三) 投诉的处理(示例)

1. 外部投诉的处理

投诉受理后,由投诉管理小组组长协助医疗主管进行调查核实,必要时会同质量主管共同进行风险的评估和提出处理意见,报分管副主任或科主任协调安排,按照投诉处理流程图(WHUH-BLK-ZDLC-GTGL-01-11)采取具体措施。

常见有效投诉问题的处理方法:

(1)临床医生或患方对检查结果有异议时,按照病理诊断与临床诊断不符合病例的处理流程(WHUH-BLK-ZDLC-GZGL-11-07)进行处理,当科室与客户对检查结果的正确性有异议,并各执己见时,可通过双方共同协商选择有资格的第三方进行仲裁测试,以求得共识。

(2)由于仪器故障或其他原因导致的检查误时、过期发报告引起的投诉,责成责任人或责任环节组长向投诉对象说明原因,并承诺最迟报告时间。

(3)属检查项目不符,漏检或误检重要指标,责成责任人或责任专业组立即为其纠正,收回原报告单,发出更改检查报告单,并向投诉者道歉。

(4)就科室接待前台服务态度不满的投诉,经核实后,进行相应教育,并扣发当月无投诉奖励。

(5)当投诉是针对或涉及病理科质量管理体系的适应性、有效性,甚至提出质量体系与认可准则不符,经查证质量体系确实存在重大问题时,应由质量主管组织附加审核,在科室质控会议上进行讨论。

(6)重大过失所致社会影响较大的投诉(如媒体报道),应首先报备医务处及相关院领导,按医院相关流程和规定执行。

(7))对不能立即回复的投诉,应主动告知服务对象目前的处理进度,同时尽量在最短时间内完成投诉的处理。

2. 内部投诉的处理

(1)对工作微信群里一般性事务性抱怨问题,要求事事可以追溯,事事有人回应纠错,由环节负责人进行月度汇总,向医疗主管汇报,由医疗主管将汇总结果进行分析和审核,在科室质控会议上进行风险评估的报告。

(2)对工作微信群里严重的抱怨问题,即可能造成严重医疗安全隐患的质控相关问题,按照《医疗安全不良事件发生时的应急预案》(WHUH-BLK-ZDLC-GZGL-02)进行处理,由医疗主管按照投诉处理流程及《对可能造成严重医疗安全隐患的质控相关问题的处理原则及报告总结制度》(WHUH-BLK-ZDLC-ZKGL-01-05)进行严格管理。

(3)对发现可能造成严重医疗安全隐患的投诉人,经科室核心小组讨论后,给予绩效考核的奖励。

3. 无效投诉的处理

对于服务对象的投诉经调查为非本科室失误的,坚持有则改正,无则加勉的态度,耐心向投诉者解释。

(四)满意度调查(示例)

1. 医务处调查

为减少投诉的发生,由医务处每季度向临床医护人员发放和收集《临床满意度调查表》,对医务处下发的调查表统计结果进行分析和反馈,了解不满意的原因,及时予以改进,减少临床科室投诉的产生。相关资料交文件管理员归档保存。

2. 科室调查

组织科室人员以定期/不定期访谈的方式,征求临床科室的意见和建议。

(5)以流程图的形式明确投诉的处理流程,方便员工执行(图1-6)。

## 四、《作业指导书》(《标准操作流程》)

《作业指导书》应当包括标题和唯一性标识。

《作业指导书》的结构、格式以及详略程度应当适合于组织中人员使用的需要,并取决于活动的复杂程度、使用的方法、实施的培训以及人员的技能和资格,即可涉及规章制度及操作规程。《作业指导书》的结构可不同于《程序文件》,《作业指导书》可包在程序文件中或被其引用。

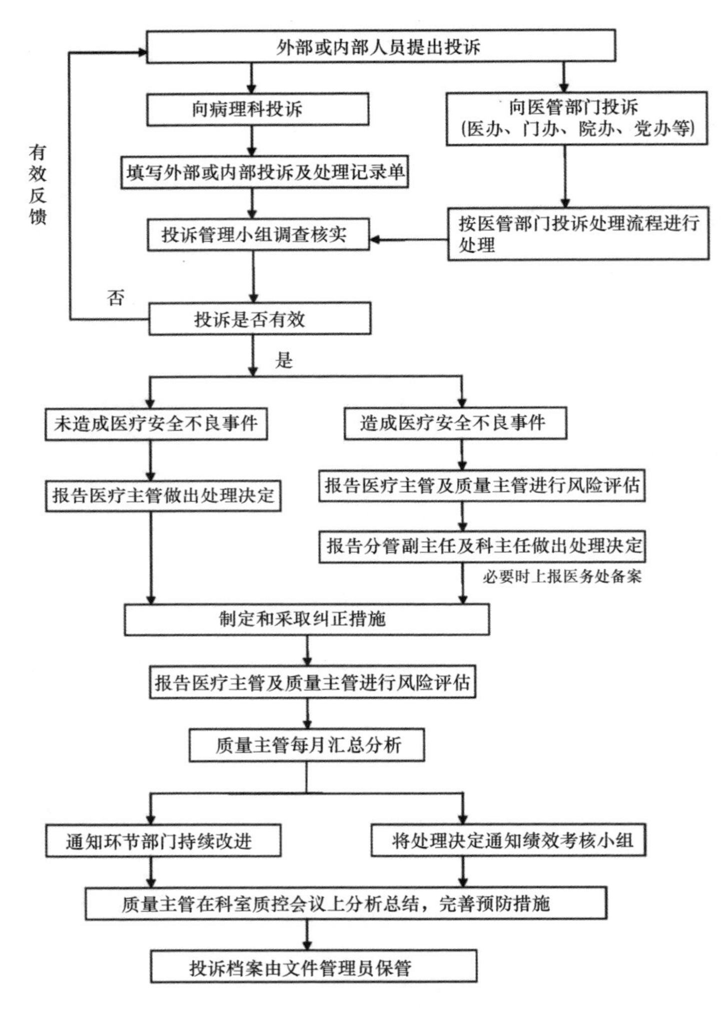


图 1－6　投诉处理流程图(示例)

### 《作业指导书》的内容

《作业指导书》应当描述关键的活动。《作业指导书》的详略程度应当足以对活动进行控制。如果相关人员已经获得了正确开展工作所需的必要信息，培训可以降低对《作业指导书》详尽程度的需求。

**《作业指导书》的类型**

目前对《作业指导书》没有结构和格式的具体要求，但《作业指导书》通常应当描述作业的目的和范围以及其目标，并引用相关的《程序文件》。

无论采用何种格式或组合，《作业指导书》应当与作业的顺序相一致，准确地反映要求及相关活动。为避免混乱和不确定性，应当规定和保持《作业指导书》的格式或结构的一致性。

**（一）前台及档案管理作业指导书**

(1)以《病理科质量文件管理制度》为例对作业指导书文件的编写进行说明。

**《病理科质量文件管理制度》(示例)**

一、目的

为保证病理科《质量文件》的发放、使用、回收、作废等过程，规范病理科文件编写、更改等过程，特制订此制度。

二、范围

适用于病理科质量管理体系内所有《质量文件》及表格的起草、书写及更改。

三、职责

(1)文件管理员负责病理科文件的保存及归档。

(2)病理科各类人员负责病理科文件的正确书写及更改。

四、制度要求

(一) 文件发放及管理制度

1. 文件的发放

(1)各类文件在经过规定流程要求的审核、批准后由文件管理员负责发放。根据文件的性质分为：受控文件和临时文件。受控文件是病理科内正式、长期执行文件；临时文件为病理科内非正式、阶段性执行文件，临时文件的有效期一般不超过3个月。

(2)受控文件发放前应在文件首页上加盖蓝色“受控文件”章，填写分发号和发放日期；临时文件发放前在文件上加盖黑色“临时文件”章，填写分发号和发放日期。

(3) 文件编号应严格执行下表的规定：

| 序号 | 文件编制专业组 | 编号 | 序号 | 文件编制专业组 | 编号 |
|---|---|---|---|---|---|
| 1 | 病理科 | BLK | 6 | 技术组 | JS |
| 2 | 诊断组 | ZD | 7 | 信息系统 | LJS |
| 3 | 分子组 | FZ | 8 | 实验室安全管理 | LSA |
| 4 | 细胞组 | XB | 9 | 检查项目手册 | MEI |
| 5 | 免疫组 | MY | 10 | 样本采集手册 | MSC |

(4) 文件发放时由文件管理组填写“受控/临时文件收发记录表”，由文件接收专业组负责人(或专业组负责人指定)签字接收，实行“谁签字谁负责”的要求。

2. 受控文件的保管与使用

(1) 各专业组应由本组文件管理员负责管理本专业组使用的各类文件。其职责包括修订本专业组“文件清单”；妥善整理、装订和保管；借阅时进行登记并及时回收；文件修改后及时发放新文件并回收作废文件等。

(2) 受控文件应妥善使用，不应擅自修改、涂画、破损或丢失。若不慎破坏，及时向文件管理组申请补发。

3. 文件的复制

(1) 使用专业组因工作原因需要复制受控文件时，应向文件管理组提出申请，由文件管理组复制，各专业组不应擅自复制，否则扣绩效 100 元/张。

(2) 文件发放专业组对所有复制的受控文件一律加盖蓝色 “受控”章。

(3) 复制的受控文件发放时由文件管理组在该文件的“受控文件收发记录表”上进行登记，由接收人签字。

(二) 文件修改及收回制度

1. 文件的修改

(1) 文件由文件管理组根据需要进行更改。需换页的更改文件的发放范围按原文件的“文件收发记录表”的登记确定。

(2) 文件(包括贮存在计算机中的文件)的使用人员或内审员发现不符合的地方时，可提出对文件修改的建议，由该文件的批准人确认是否进行修改。一般情况下，批准人应指定原编写者修改。修改之处应有清晰的标注(采用单行杠改)、签名并注明日期。手写修改应在适当时间内修订成正规文件,收回原文件并加盖作废标志。

所有的文件变更及修改均需填写《文件修订/废止登记表》,明确文件更改类型、更改原因、更改前后内容,并通过质量主管或技术主管的批准。

2. 文件的收回

(1)文件更改后,换页后的原文件即为作废文件。作废文件应由文件管理组及时收回并加盖“作废”章。

(2)因专业组合并或撤消的,原分发的文件应由文件发放专业组及时收回。

(3)文件收回时由文件发放专业组填写《文件收发记录表》,由交、收双方签字。

(4)作废文件收回后由文件发放专业组单独存放并标识,待积存到一定数量时申请一次性销毁。

(三) 上墙文件管理制度

(1)上墙文件需来自现行的科室质量管理体系文件,切实、可靠;

(2)上墙文件需有科室质量管理体系文件编号,如摘自ZD-SOP-001《诊断组组长职责》。

(2)以《病理科标本物流核对及运输流程》为例对作业指导书文件的编写进行说明。

---

**病理科标本物流核对及运输流程(示例)**

一、目的

病理诊断是临床诊治中的重要参考依据,病理标本对于患者及临床有着重要意义,因此标本接收及运送过程极为重要。

二、责任人

病理科相关物流人员。

三、相关流程

(1)经过培训和授权的有资质人员方可独立进行标本物流核对及运输工作。

(2)标本接收。

接收标本时,核对送检申请单与标本容器上送检信息是否一致,包括患者姓名、性别、年龄、住院号、送检科室、送检标本部位、标本个数,申请单上还需填写患者病史、重要检查结果、手术所见、临床诊断、既往史等。

(3)申请单和标本拒收原因。

……

(4)填写《XX 医院病理标本签收记录(住院手术室》表。

……

(5)标本运输过程注意事项。

……

(6)标本到病理科的接收流程。

……

(7)标本应急处理。

……

### (二)技术组作业指导书

以《病理科仪器校准维护标准流程》为例。仪器维护校准是实验室仪器管理中非常重要的环节,仪器校准过程中需注意:①选择具有资质的校准服务提供方,并持续关注其校准资质;②向校准服务方提出明确的符合实验室需求的校准要求;③对校准服务方提供的校准报告进行验证确认。

**病理科仪器校准维护标准流程(示例)**

一、目的

规范病理科仪器设备校准维护的管理。

二、职责

技师长负责联系计量部门,将需外检的设备定期校准,各环节负责人负责联系厂家,定期对厂家负责校准的设备进行校准维护,计量局工作人员和厂家工程师按要求出示校准报告。

三、仪器校准维护流程

(1)每台设备有唯一编号,并有统一的设备管理卡,设备管理卡强调下次校准维护时间,每次校准维护后更新设备管理卡,旧的设备管理卡放入该设备的档案归档。当仪器设备故障时,注意醒目标记故障状态。

(2)技师长负责维护我科设备维护校准工程师的资质档案,并定期组织供应商协调会,要求各厂家工程师配合设备维护校准工作,并填写《年度供应商评价表》,对工程师表现进行评估。

(3)需厂家维护校准的设备

……

(4)设备的检定

……

(5)设备的校准及验证

……

校准后验证:优先采用已检患者标本重测的方式,或使用检测质控品进行验证。判断标准因不同专业和设备而异,但应在设备的SOP文件或在校准验证报告中明确阐述。

……

**附件:各仪器校准参数**

1. 对于可变/可调整的移液器,按下表检定

| 体积 | 检定体积(μl) * |
| --- | --- |
| 0.1~2μl | 2 |
| 2~20μl | 5、10、20 |
| 5~50μ l | 5、20、50 |
| …… | …… |
| 100~1000μl | 200、500、1000 |

* 可根据实际工作需要进行选择拟检定体积

2. 分子组仪器校准

原位杂交仪(校准温控、加速时间和冷却时间);普通PCR仪(校准温度示值误差、热盖温度检测、升降温度速率);荧光定量PCR仪(校准温度示值误差、热盖温度检测、升降温度速率、荧光校准、样本示值误差、样本线性);离心机(校准转速、直径,低温离心机另需校准运行时的温度)。

技术操作作业指导书可参考产品说明书,进行性能验证合格后,结合实际情况,将产品说明书操作步骤转化为作业指导书。以抗酸染色为例。

## 抗酸杆菌染色标准化操作程序(示例)

一、目的

规范特殊染色技术操作和技术流程。

二、责任人

病理科技术组相关人员。

三、所需试剂

康莱、去离子水、病理抗酸染色试剂盒。

四、操作程序

(1)康莱脱蜡 5min2 次,直接晾干或吹干,去离子水稍洗。

(2)滴加石炭酸复红染色液染色 30min,染色过程中注意随时观察染液液面,以防干片。

(3)用分化液分化 3~4 次,至切片呈无色为止,部分组织可呈淡粉色。

(4)去离子水冲洗 2min。

(5)亚甲蓝溶液复染 10~30 分。

(6)去离子水冲洗 2min 至切片呈浅蓝色。

(7)封片。

五、染色结果

抗酸杆菌呈鲜红色,红细胞呈粉红色,细胞核及背景呈浅蓝色。

六、注意事项

(1)切片、染色等过程中均使用去离子水,阳性对照单独染色,每张切片均设阴性对照,阳性对照片与阴性对照片分开处理,防止交叉污染。

(2)染色过程中随时观察试剂液面,防止干片。

(3)用亚甲蓝溶液复染时,时间不应太长,否则会影响阳性菌的观察。

(4)在临床怀疑抗酸阳性而染色阴性时,可连续多张切片同时进行染色,以提高检出率。

(5)冬季室温过低时,染色时间要适当延长。

### (三)诊断组作业指导书

取材作业指导书:简述目的、范围,取材操作规范及注意事项、大体描述模板等。

---

#### 肺癌手术标本规范化取材作业指导书(示例)

一、目的

规范科室肺癌手术标本的取材。

二、适用范围

肺局部切除标本及肺叶切除标本,包括新辅助治疗后肺切除标本。

三、标本前处理

(1)标本切开后固定(10%中性福尔马林至少6h,不超过48h);

(2)切开方式:沿肿块最大面间隔1cm切开,充分切开而不切断(①肿块与支气管关系密切,沿支气管切开;②肿块与肺被膜关系密切,垂直肺被膜切开);

(3)大量坏死或空洞的新鲜标本轻柔切开,固定过夜后处理;

(4)发现手术切缘阳性、肺被膜缺损或肿块缺损,应在取材前拍照并通知住院总,和临床医生沟通,根据沟通的情况选择下一步处理方式,不得在未获得和临床的沟通结果前取材,避免破坏标本原貌。

四、大体描述和取材

1. 大体评估与记录

(1)确定肿块的位置:提前查询病历和影像资料,结合临床标记和大体所见等方式确定肿瘤位置、大小和数量;

(2)肿块大小在固定后标本进行评估;

(3)测量肿块三维尺寸(精确到0.1cm),拍摄最大径切面照片,描述切面情况,包括颜色、质地、边界、坏死及空洞所占肿块面积的百分比;

(4)描述肿块与肺膜、支气管及肺手术切缘关系;

(5)描述周边肺组织的情况。

2. 大体取材

(1)切缘取材:……

(2)肿块取材:……

(3)肺被膜或壁层胸膜取材:……

(4)其余肺组织取材:……

(5)淋巴结取材:……

五、肺切除标本大体描述推荐模板

手术标本类型:肺局部/肺叶切除标本……

六、注意事项

……

诊断组作业指导书:根据科室关注情况,规定报告术语、报告内容及格式。

## 胃肠癌病理诊断规范(示例)

一、标本前处理

原则:组织及时切开,及时固定。尽量保证组织冷缺血时间控制在30分钟之内。固定液为10%中性福尔马林。

二、取材及大体描述要点

(测量单位: cm)

(1)标本类型:胃(近端胃、远端胃、全胃等,是否带食管/十二指肠),肠(右半结肠、横结肠、左半结肠、乙状结肠、直肠等,是否带回肠/阑尾/肛门)。

(2)标本大小:胃(大弯、小弯、是否带食管、食管长度及直径),肠(长度X直径)。

(3)肿块定位:原则上以肿块距离最近的断端为准,测量出肿块距该断端的距离。胃:测量肿块距食管/贲门/幽门断端的长度,定位(如:大弯侧、小弯侧、前壁、后壁等)。肠:测量肿块距回盲瓣/距结肠断端/距肛门外口及肛门周围皮肤切缘的长度。

(4)肿块大小:三维:最大直径X次大直径X最小直径;二维:最大直径X次大直径。

……

三、病理诊断内容

(部位[A])组织学类型[B],分化程度/肿瘤级别[C],浸润深度[D](pT分期[E]),淋巴管血管侵犯情况[F],神经侵犯情况[G],癌结节有无及枚数[H],淋巴结[I](阳性个数/总数),近端切缘[J]、远端切缘及环周切缘情况[K]。

说明如下：

……

F：淋巴管血管侵犯情况

淋巴管血管侵犯[5]是影响肿瘤预后的一个重要指标，诊断要点包括：

……

G：神经侵犯情况

神经侵犯是影响胃、结直肠癌预后的一个重要的指标，病理报告中要明确神经侵犯的有无。

I：淋巴结（阳性个数/总数）：……

J：近端切缘、远端切缘

K：环周切缘情况[2]：……

四、参考文献

……

### （四）信息系统作业指导书

电子信息系统是实验室重要的工具，对不同环节的电子信息系统操作加以规范，可以保障患者信息的安全以及实验室内部信息的完整性和一致性，同时制订网络故障应急预案、信息系统数据验证说明、数据库备份方案说明等保障信息安全。

### （五）《安全手册》

实验室安全是实验工作正常进行的基本保证，我国颁布了一系列法律法规对实验室安全进行规范。病理科一般为二级生物安全实验室，需建立科学规范的《安全手册》。《安全手册》推荐内容包括目的、范围、人身财产信息安全、消防安全、生物安全、危险化学品安全、安全风险评估等，《安全手册》可采用流程图的方式，便于实验室人员快速获取相关内容。

## 五、记录文件/表格

制订和保持记录文件/表格是为了记录有关的数据，以证实满足了质量管理体系的要求。这些记录为可追溯性提供文件支持，提供验证、预防措施、纠正措施的证据，是证实质量体系有效运行的原始证据和载体，属于病理科受控和保密文件。记录分为四大类：①人员培训记录；②各环节工作记录（表 1－14）；③生物安全与环境安全管理记录；④综合质量活动记录（表 1－15）。其中环节管理记录包括各环节的设备、试剂等日常运行的记录，综合质量记录包括各类质量管理活动的记录，如服务协议、管理例会、质控会议记录、沟通投诉记录（表 1－16）、医疗安全不良事件处理记录（表 1－17）、内部审核、管理评审等。

记录文件/表格应当包括标题、标识号、修订的状态和日期。表格应当被引用或附在《质量手册》《程序文件》和（或）《作业指导书》中。

XX 医院病理科质量控制记录：环节质量控制　　　　分类代码：XXXX-XXX-XX-XXXX

**表 1－14　XX 医院病理科设备使用及保养记录（示例）**

设备编号：XX-XXX-XX　　设备名称：XXXX　　生产厂家：XX　　型号：XXXXXX

资产编号：XXXXXXX　　启用时间：XX.XX.XX　　设备管理者：XXXX

日常使用：　　　　记录周期：　年　月

| | | 1 | 2 | 3 | 4 | 5 | 6 | 7 | 8 | 9 | 10 | 11 | 12 | 13 | 14 | 15 | 16 | 17 | 18 | 19 | 20 | 21 | 22 | 23 | 24 | 25 | 26 | 27 | 28 | 29 | 30 | 31 |
|---|---|---|---|---|---|---|---|---|---|---|---|---|---|---|---|---|---|---|---|---|---|---|---|---|---|---|---|---|---|---|---|---|
| 设备运行状态 | | | | | | | | | | | | | | | | | | | | | | | | | | | | | | | | |
| 试剂更换 | 固定液 | | | | | | | | | | | | | | | | | | | | | | | | | | | | | | | |
| | 梯度乙醇 | | | | | | | | | | | | | | | | | | | | | | | | | | | | | | | |
| | 康莱 | | | | | | | | | | | | | | | | | | | | | | | | | | | | | | | |
| | 石蜡 | | | | | | | | | | | | | | | | | | | | | | | | | | | | | | | |
| | 洗液 | | | | | | | | | | | | | | | | | | | | | | | | | | | | | | | |
| 记录人 | | | | | | | | | | | | | | | | | | | | | | | | | | | | | | | | |
| 1. 脱水机运行状态正常在栏目内划“√”，发生故障在相应栏目划“×”；试剂更换在相应名称栏目内划“√”； | | | | | | | | | | | | | | | | | | | | | | | | | | | | | | | | |
| 2. 出现脱水机故障第一时间上报技师长及医疗秘书，启动相应应急预案，并向科主任汇报。 | | | | | | | | | | | | | | | | | | | | | | | | | | | | | | | | |

一级保养：

| 日期 | 第一周（　月　日） | 第二周（　月　日） | 第三周（　月　日） | 第四周（　月　日） | 第五周（　月　日） |
|---|---|---|---|---|---|
| 保养内容 | □检查设备运行状态<br>□清洁设备外壳和显示屏<br>□清洁组织处理槽和盖板<br>□清洁传感器及过滤网 | □检查设备运行状态<br>□清洁设备外壳和显示屏<br>□清洁组织处理槽和盖板<br>□清洁传感器及过滤网 | □检查设备运行状态<br>□清洁设备外壳和显示屏<br>□清洁组织处理槽和盖板<br>□清洁传感器及过滤网 | □检查设备运行状态<br>□清洁设备外壳和显示屏<br>□清洁组织处理槽和盖板<br>□清洁传感器及过滤网 | □检查设备运行状态<br>□清洁设备外壳和显示屏<br>□清洁组织处理槽和盖板<br>□清洁传感器及过滤网 |

（续表）

| 签名 | | | | | |
|---|---|---|---|---|---|

二级保养：

保养内容：

检查情况：

建议：

厂家工程师：　　操作者：　　日期：

XX 医院病理科质量控制记录：综合质量控制　　分类代码：XXXX-XXX-XX-XXXX

**表 1－15　XXXX 医院病理科服务协议评审记录表（示例）**

| 协议评审时间 | |
|---|---|
| 协议评审内容 | |
| 参加协议评审单位/人员 | |
| 协议评审内容记录（可附页）：<br>记录人：<br>时间： | |
| 评审结论：<br>记录人：<br>时间： | |
| 评审小组签字：<br>时间： | |

XX 医院病理科质量控制记录:综合质量控制　　分类代码:XXXX-XXX-XX-XXXX

**表 1-16　XX 医院病理科外部投诉及处理记录表(示例)**

| 投诉时间:　　投诉人姓名:　　投诉人电话: |
| --- |
| 投诉方式:□向医管部门投诉(部门名称______ 通知人姓名________ 电话______)<br>□向病理科投诉　(投诉方式______接待人姓名________) |
| 投诉事由: |
| 涉事环节及个人: |
| 科室相关部门或人员事件调查经过(可附页):<br>记录人:　　综合管理组组长:　　记录时间: |
| 投诉性质:□无效投诉<br>□有效投诉(是否造成医疗安全不良事件:□是　□否) |
| 核心管理组讨论意见:<br>医疗主管:　　质量主管:　　科主任:<br>其他人员:　　记录时间: |
| 对相关人员的处理决定:<br>记录人:　　质量主管:　　记录时间: |
| 相关环节的改进措施:<br>记录人:　　环节负责人:　　记录时间: |
| 改进措施落实情况(改进措施实施后 1~3 个月):<br>□已改进,实施效果显著<br>□已改进,实施效果有待进一步观察<br>□部分改进,未完全落实<br>□未改进<br>补充说明:________________________________<br>记录人:　　医疗主管:　　记录时间: |
| 医管部门处理或对投诉人的答复情况:<br>记录人:　　医疗主管:　　记录时间: |

**表1-17　病理科医疗相关差错事件记录表(示例)**

<table>
<tr><td>上报时间：　　　　　　　上报人员：</td></tr>
<tr><td>病例信息：　　　　　　　涉事环节：　　　　　　发生时间：</td></tr>
<tr><td>主要责任人：　　　　　　事件内容：</td></tr>
<tr><td>事件等级：□未构成医疗安全不良事件<br>□构成医疗安全不良事件：□Ⅰ级 □Ⅱ级 □Ⅲ级 □Ⅳ级</td></tr>
<tr><td>事情经过(可附页)：<br>记录人：　　　　　　　　　　　　记录时间：</td></tr>
<tr><td>原因分析：<br>环节负责人：　　　　　　　　　　记录时间：</td></tr>
<tr><td>改进计划：<br>环节负责人：　　　　　　　　　　记录时间：</td></tr>
<tr><td>医疗组调查记录：<br>记录人：　　　　　医疗组组长：　　　　　记录时间：</td></tr>
<tr><td>核心管理组处理意见：<br>医疗主管：　　　　质量主管：　　　　　科主任：<br>其他人员：　　　　　　　　　　　　　　记录时间：</td></tr>
<tr><td>涉事环节后期改进效果评价：<br>□已改进，实施效果显著<br>□已改进，实施效果有待进一步观察<br>□部分改进，未完全落实<br>□未改进<br>补充说明：________________________<br>记录人：　　　　医疗主管：　　　　　记录时间：</td></tr>
</table>

## 六、外源性文件

外源性文件包括法规、标准、提供检验程序的教科书、设备及试剂说明书等,如在《中华病理学杂志》等杂志发表的诊断指南或共识等可作为外源性文件进行相关定义。

外源性文件须由实验室主任确认是否受控,主要鉴别点为外源性文件中的检验方法是否能够作为实验室的检验程序进行相关操作,如确认受控则需对外源性文件进行定期更新。

根据外源性文件适用范围可将其分为单位级外来文件,如国家法律法规、国家及地方相关行业标准等,由文件管理部门负责统一编号、加盖“受控”章后,按内部受控文件进行发放、保管、定期评审、回收处置等;各部门级外来文件,如仪器、设备说明书或复印件等,由各专业组文档管理员负责收集、整理,确保所使用的外来文件为最新版本,并做好部门外来文件登记清单。

外来受控文件需按照适用范围,由质量主管/技术主管/各专业组组长或授权人员组织相关人员进行培训。

## 七、电子化文件

随着数字信息化的发展,使用电子媒体有以下优点:①相关人员可以随时访问相同的最新信息;②访问和更改易于完成和控制;③以印制硬拷贝的方式,发放快捷且易于控制;④可以实现对文件的远程访问;⑤作废文件的收回简单有效。

但电子化文件仍需遵守文件控制的相关要求,如编写—审核—发布、定期进行文件评审以及授权等工作,并对电子化文件的载体、备份等作出具体规定。

## 八、文件审查

文件审查的目的:审核当前科室管理文件体系是否完整,查漏补缺;并规范科室文件审核流程。在 CNAS 认可准则中的助动词表示如下意义:“应”表示要求;“宜”表示建议;“可”表示允许;“能”表示可能或能够。在科室质量管理体系建立初期,应对 CNAS 认可准则中"应"部分进行相关考虑,并书写质量管理体系文件,以满足准则要求。

文件审查的周期:一般根据科室质量管理体系内审时进行文件审查,在质量管理体系建立初期,一般在第一次内审前进行一次完善的文件审查,以使科室质量管理体系文件符合准则要求。

文件审查主要由熟悉过程或执行过程,且熟悉相关法律、法规、标准的人员进行。审核的文件既要符合相关法律法规,又要符合实际操作。不同层次的文件可由不同人员审核。

## 九、部分质量管理体系目录(示例)

1. 质量管理体系《质量手册》目录(表 1-18)

**表 1-18 《质量手册》目录(示例)**

| 文件编号 | 文件名称 | 编写者 | 审核者 | 版本 | 生效日期 |
|---|---|---|---|---|---|
| BLK-QM-001 | 科室简介 | XX | XXX | A/1 | 2018 年 2 月 10 日 |
| BLK-QM-002 | 授权书 | XX | XXX | A/0 | 2017 年 5 月 1 日 |
| BLK-QM-003 | 批准书 | XX | XXX | A/0 | 2017 年 5 月 1 日 |
| BLK-QM-004 | 公正性和保密性声明 | XX | XXX | A/0 | 2017 年 5 月 1 日 |
| BLK-QM-005 | 质量方针和质量目标 | XX | XXX | A/1 | 2018 年 6 月 1 日 |
| BLK-QM-006 | 术语和定义 | XX | XXX | A/0 | 2017 年 5 月 1 日 |
| BLK-QM-007 | 组织和管理责任 | XX | XXX | A/2 | 2018 年 5 月 21 日 |
| BLK-QM-008 | 质量管理体系 | XX | XXX | A/1 | 2018 年 5 月 21 日 |
| BLK-QM-009 | 文件控制 | XX | XXX | A/1 | 2018 年 5 月 21 日 |
| BLK-QM-010 | 服务协议 | XX | XXX | A/0 | 2017 年 5 月 1 日 |
| BLK-QM-011 | 受委托实验室的检验 | XX | XXX | A/0 | 2017 年 5 月 1 日 |
| BLK-QM-012 | 外部服务和供应 | XX | XXX | A/0 | 2017 年 5 月 1 日 |
| BLK-QM-013 | 咨询服务 | XX | XXX | A/0 | 2017 年 5 月 1 日 |
| BLK-QM-014 | 投诉的解决 | XX | XXX | A/0 | 2017 年 5 月 1 日 |
| BLK-QM-015 | 不符合的识别和控制 | XX | XXX | A/0 | 2017 年 5 月 1 日 |

（续表）

| 文件编号 | 文件名称 | 编写者 | 审核者 | 版本 | 生效日期 |
|---|---|---|---|---|---|
| BLK-QM-016 | 纠正措施 | XX | XXX | A/0 | 2017年5月1日 |
| BLK-QM-017 | 预防措施 | XX | XXX | A/0 | 2017年5月1日 |
| BLK-QM-018 | 持续改进 | XX | XXX | A/0 | 2017年5月1日 |
| BLK-QM-019 | 记录控制 | XX | XXX | A/0 | 2017年5月1日 |
| BLK-QM-020 | 评估与审核 | XX | XXX | A/0 | 2017年5月1日 |
| BLK-QM-021 | 管理评审 | XX | XXX | A/0 | 2017年5月1日 |
| BLK-QM-022 | 人员 | XX | XXX | A/1 | 2018年5月21日 |
| BLK-QM-023 | 设施和环境条件 | XX | XXX | A/0 | 2017年5月1日 |
| BLK-QM-024 | 实验室设备、试剂、耗材 | XX | XXX | A/0 | 2017年5月1日 |
| BLK-QM-025 | 检验前过程 | XX | XXX | A/0 | 2017年5月1日 |
| BLK-QM-026 | 检验过程 | XX | XXX | A/0 | 2017年5月1日 |
| BLK-QM-027 | 检验结果的质量保证 | XX | XXX | A/0 | 2017年5月1日 |
| BLK-QM-028 | 检验后过程 | XX | XXX | A/0 | 2017年5月1日 |
| BLK-QM-029 | 结果报告 | XX | XXX | A/0 | 2017年5月1日 |
| BLK-QM-030 | 结果发布 | XX | XXX | A/1 | 2018年5月21日 |
| BLK-QM-031 | 实验室信息管理 | XX | XXX | A/0 | 2017年5月1日 |
| BLK-QM-附录-01 | 实验室岗位质量职能分配表 | XX | XXX | A/0 | 2017年5月1日 |
| BLK-QM-附录-02 | 病理科组织结构图 | XX | XXX | A/0 | 2017年5月1日 |
| BLK-QM-附录-03 | 病理科工作场地平面结构图 | XX | XXX | A/0 | 2017年5月1日 |
| BLK-QM-附录-04 | 检验前过程质量管理体系及工作流程图 | XX | XXX | A/0 | 2017年5月1日 |
| BLK-QM-附录-05 | 病理科检验过程质量管理体系及工作流程图 | XX | XXX | A/0 | 2017年5月1日 |

（续表）

| 文件编号 | 文件名称 | 编写者 | 审核者 | 版本 | 生效日期 |
| --- | --- | --- | --- | --- | --- |
| BLK-QM-附录-06 | 病理科检验后过程质量管理体系及工作流程图 | XX | XXX | A/0 | 2017年5月1日 |
| BLK-QM-附录-07 | 质量指标 | XX | XXX | A/1 | 2018年2月1日 |

2. 质量管理体系《程序文件》目录（表1-19）

**表1-19 《程序文件》目录（示例）**

| 文件编号 | 文件名称 | 编写者 | 审核者 | 版本 | 生效日期 |
| --- | --- | --- | --- | --- | --- |
| BLK-PF-001 | 医学伦理行为管理程序 | XX | XX | A/0 | 2017年5月1日 |
| BLK-PF-002 | 沟通管理程序 | XX | XX | A/0 | 2017年5月1日 |
| BLK-PF-003 | 文件编写与控制管理程序 | XX | XX | A/1 | 2018年2月10日 |
| BLK-PF-004 | 服务协议评审与管理程序 | XX | XX | A/0 | 2017年5月1日 |
| BLK-PF-005 | 受委托实验室选择与管理程序 | XX | XX | A/1 | 2018年5月21日 |
| BLK-PF-006 | 外部服务和供应品采购管理程序 | XX | XX | A/1 | 2018年5月21日 |
| BLK-PF-007 | 咨询服务管理程序 | XX | XX | A/2 | 2018年5月21日 |
| BLK-PF-008 | 服务对象投诉处理程序 | XX | XX | A/1 | 2018年5月21日 |
| BLK-PF-009 | 不符合项的识别和控制程序 | XX | XX | A/2 | 2018年5月21日 |
| BLK-PF-010 | 纠正措施管理程序 | XX | XX | A/1 | 2018年5月21日 |
| BLK-PF-011 | 预防措施管理程序 | XX | XX | A/0 | 2017年5月1日 |
| BLK-PF-012 | 持续改进管理程序 | XX | XX | A/0 | 2017年5月1日 |

（续表）

| 文件编号 | 文件名称 | 编写者 | 审核者 | 版本 | 生效日期 |
| --- | --- | --- | --- | --- | --- |
| BLK-PF-013 | 记录控制和管理程序 | XX | XX | A/1 | 2018 年 5 月 21 日 |
| BLK-PF-014 | 评估和审核程序 | XX | XX | A/1 | 2018 年 5 月 21 日 |
| BLK-PF-015 | 质量体系管理评审程序 | XX | XX | A/0 | 2017 年 5 月 1 日 |
| BLK- PF-016 | 人员管理程序 | XX | XX | A/1 | 2018 年 5 月 21 日 |
| BLK-PF-017 | 新员工入职管理程序 | XX | XX | A/0 | 2017 年 5 月 1 日 |
| BLK-PF-018 | 设施和环境条件管理程序 | XX | XX | A/1 | 2018 年 5 月 21 日 |
| BLK-PF-019 | 仪器选择和管理程序 | XX | XX | A/1 | 2018 年 5 月 21 日 |
| BLK-PF-020 | 仪器设备检定、校准程序 | XX | XX | A/0 | 2017 年 5 月 1 日 |
| BLK-PF-021 | 试剂和耗材管理控制程序 | XX | XX | A/0 | 2017 年 5 月 1 日 |
| BLK-PF-022 | 结果计量溯源性、可信度管理程序 | XX | XX | A/1 | 2018 年 5 月 21 日 |
| BLK-PF-023 | 样本采集与运输管理程序 | XX | XX | A/1 | 2018 年 5 月 21 日 |
| BLK-PF-024 | 样本核收、处理、准备和保存程序 | XX | XX | A/1 | 2018 年 5 月 21 日 |
| BLK-PF-025 | 检验方法选择、验证和确认程序 | XX | XX | A/1 | 2018 年 5 月 21 日 |
| BLK-PF-026 | 测量不确定度评定程序 | XX | XX | A/1 | 2018 年 5 月 21 日 |
| BLK-PF-027 | 生物参考区间/临床决定值评审程序 | XX | XX | A/0 | 2017 年 5 月 1 日 |
| BLK-PF-028 | 作业指导书管理程序 | XX | XX | A/0 | 2017 年 5 月 1 日 |
| BLK-PF-029 | 内部质量控制管理程序 | XX | XX | A/2 | 2018 年 5 月 21 日 |

（续表）

| 文件编号 | 文件名称 | 编写者 | 审核者 | 版本 | 生效日期 |
|---|---|---|---|---|---|
| BLK-PF-030 | 能力验证和室间比对管理程序 | XX | XX | A/0 | 2017年5月1日 |
| BLK-PF-031 | 检验后样本确认、处理管理程序 | XX | XX | A/1 | 2018年5月21日 |
| BLK-PF-032 | 检验结果报告管理程序 | XX | XX | A/0 | 2017年5月1日 |
| BLK-PF-033 | 检验结果批准和发布管理程序 | XX | XX | A/0 | 2017年5月1日 |
| BLK-PF-034 | 实验室信息系统管理程序 | XX | XX | A/0 | 2017年5月1日 |
| BLK-PF-035 | 实验室安全管理程序 | XX | XX | A/0 | 2017年5月1日 |
| BLK-PF-036 | 实验室生物安全管理程序 | XX | XX | A/0 | 2017年5月1日 |
| BLK-PF-037 | 定性方法选择、验证和确认程序 | XX | XX | A/0 | 2018年2月10日 |
| BLK-PF-038 | 质量目标及指标控制管理制度 | XX | XX | A/0 | 2018年5月21日 |
| BLK-PF-039 | 质量方针管理制度 | XX | XX | A/0 | 2018年5月21日 |

3. 质量管理体系《标准操作规程》目录(示例)(表1－20)

**表1－20 《标准操作规程》目录(示例)**

| 文件编号 | 文件名称 | 编写者 | 审核者 | 版本 | 生效日期 |
|---|---|---|---|---|---|
| ZD-SOP-001 | 诊断组人员管理程序 | XX | XX | A0 | 2017/5/1 |
| ZD-SOP-002 | 诊断组组长职责 | XX | XX | A/0 | 2017/5/1 |
| ZD-SOP-003 | 病理科诊断组工作程序 | XX | XX | A/0 | 2017/5/1 |
| ZD-SOP-004 | 诊断组岗位职责 | XX | XX | A0 | 2017/5/1 |
| ZD-SOP-005 | 术中快速室岗位职责 | XX | XX | A0 | 2017/5/1 |

（续表）

| 文件编号 | 文件名称 | 编写者 | 审核者 | 版本 | 生效日期 |
| --- | --- | --- | --- | --- | --- |
| ZD-SOP-006 | 亚专科管理制度 | XX | XX | A0 | 2017/5/1 |
| ZD-SOP-007 | 常规标本接收制度 | XX | XX | A/0 | 2017/5/1 |
| ZD-SOP-008 | 病理取材室场地设置和工作总则 | XX | XX | A/0 | 2017/5/1 |
| ZD-SOP-009 | 组织病理诊断规范 | XX | XX | A0 | 2017/5/1 |
| ZD-SOP-010 | 组织样本采集规范 | XX | XX | A0 | 2017/5/1 |
| ZD-SOP-011 | 组织标本检查和取材操作规范 | XX | XX | A/0 | 2017/5/1 |
| ZD-SOP-012-01 | 肝细胞癌根治性标本病理取材和诊断规范 | XX | XX | A/0 | 2017/5/31 |
| ZD-SOP-012-02 | 肺癌根治性标本病理取材和诊断规范 | XX | XX | A/0 | 2017/10/16 |
| ZD-SOP-012-03 | 消化道早癌内镜黏膜切除标本取材与病理诊断操作规范 | XX | XX | A/1 | 2017/10/16 |
| ZD-SOP-012-04 | 胃癌根治性标本病理取材和诊断规范 | XX | XX | A/0 | 2017/9/1 |
| ZD-SOP-012-05 | 肠癌根治性标本病理取材和诊断规范 | XX | XX | A/0 | 2017/9/1 |
| ZD-SOP-012-06 | 肾细胞癌标本病理取材和诊断规范 | XX | XX | A/0 | 2018/1/2 |
| ZD-SOP-012-07 | 膀胱癌标本病理取材和诊断规范 | XX | XX | A/0 | 2018/1/2 |
| ZD-SOP-012-08 | 前列腺癌标本病理取材和诊断规范 | XX | XX | A/0 | 2018/1/2 |
| ZD-SOP-012-09 | 乳腺癌标本病理取材和诊断规范 | XX | XX | A/0 | 2018/3/1 |
| ZD-SOP-013 | 组织病理诊断质量控制 | XX | XX | A/0 | 2017/5/1 |

（续表）

| 文件编号 | 文件名称 | 编写者 | 审核者 | 版本 | 生效日期 |
| --- | --- | --- | --- | --- | --- |
| ZD-SOP-014 | 组织病理检验后样本管理制度 | XX | XX | A/0 | 2017/5/1 |
| ZD-SOP-015 | 组织病理报告发送管理制度 | XX | XX | A/0 | 2017/5/1 |
| ZD-SOP-016 | 中性福尔马林、脱钙液配制规范 | XX | XX | A/0 | 2017/5/1 |
| ZD-SOP-017 | 生物染料使用规范 | XX | XX | A/0 | 2017/5/1 |
| ZD- SOP-018 | 锯骨机标准操作规程 | XX | XX | A/0 | 2017/5/1 |
| ZD-SOP-019 | 显微镜镜检及摄图标准操作规程 | XX | XX | A/0 | 2017/5/1 |
| ZD-SOP-020 | 显微镜标准操作规范 | XX | XX | A/0 | 2017/5/1 |
| ZD-SOP-021 | 组织病理科内讨论制度 | XX | XX | A/0 | 2018/2/1 |
| ZD-SOP-022 | 院际读片会管理制度 | XX | XX | A/0 | 2018/2/1 |

## 参考文献

[1] 全国质量管理和质量保证标准化技术委员会.质量管理体系—基础和术语：GB/T 19000—2016.[S].北京：中国标准出版社.

[2] 全国质量管理和质量保证标准化技术委员会.质量管理体系要求.（GB/T 19001—2016）.[S].北京：中国标准出版社.

[3] 全国质量管理和质量保证标准化技术委员会.质量管理体系文件指南.（GB/T 19023—2003）.[S].北京：中国标准出版社.

[4] 毛海帆，王岚，丁德胜，等.国家档案局.电子文件归档与电子档案管理规范.（GB/T 18894—2016）.[S].北京：中国标准出版社.

# 第四节 实验室环境、仪器、试剂和耗材的准备

实验室环境、仪器、试剂和耗材的文件化管理程序，贯穿于《质量手册》《程序性文件》及《作业指导书文件》中。本节介绍内容所涉及的实验室环境设置以及设备及试剂耗材的管理等都是ISO15189认可实验室内审和现场评审中出现不符合项的“重灾区”。为了便于病理实验室更好地做好现场评审前的各项准备工作，特将一些主要问题强调如下：

## 一、实验室设施和环境

### （一）常规病理实验室

ISO15189认可要求医学实验室提供与开展工作相适应的环境、分区和预留延展空间，满足各专业组之间灵活互通性。比如细胞室与常规制片室分开，细胞穿刺区和诊断区分隔等。病理实验室可按照生物安全二级实验室标准进行设置，如分为洁净区、半污染区、污染区。

（1）实验室要做好人流和物流通道，以及污染区、半污染区和洁净区等的区域划分。为方便大型设备进出和放置，可采用双开门设计。强弱电设置满足仪器设备等需求，墙体也应达到相应设施所需的承重要求（如电子显微镜，密集资料柜、全自动化染色机等）。实验室需准备有不间断电源。同时，在不间断电源的管理中，需要按照其所供给的仪器选择对应的电容量，以适应实验室所需，并进行周期性维护及充放电。

（2）实验室设计可配备新风系统，保持环境的独立送风和抽风并有监督表记录。每个实验室内需配备有温湿度仪并每天填写记录。同时，注意环境场地中的仪器设备和试剂的温湿度的范围。同时设施中可准备冷链系统，以便于周末节假日值班时的温湿度管理。

（3）合理划分环境场地中的设施，仪器设备相互之间有干扰的应分开摆放，如分析天平和切片机器不能放在同一个工作台上。实验室的出入库冰箱应分

类标识分开区域放置,必要时,实验室还应准备有试剂冰箱的冷链管理系统(包括硬件和软件等)。

(4)实验室需备有相关操作制度和岗位职责上墙,以便于在实验区域内快速获取。文字出处应标注有引用文件等作业指导书编号。实验室门面张贴生物安全危害标识以及防护要求(具体可参照病原微生物实验室生物安全标识(卫生行业标准 WS 589—2018),非本实验室人员未经许可不能进入;授权进入实验室的人员需按要求进行穿戴防护。

(5)遵循生物安全等级二级要求(BSL-2)和准则中的生物安全问题,实验室应专门设立机器废水直排通道,并对环境污染物(甲醛、二甲苯、DAB、DAPI等)进行回收处理并详细记录(体量、销毁日期和相关部门签字等),回收桶进行专门标识。这里对废液回收处理的程序性文件和作业指导书需要准备充分,尤其现场专家可能会抽查废液处理公司的资质能力和处理清单记录等。

(6)准备消防材料的同时按计划进行消防培训和演练并做好记录。在消防安全方面,由于实验室拥有精密仪器,除了常规配备干粉灭火器以外,还备有 $CO_2$ 灭火器和灭火毯等应急灭火设施。

(7)危化品如乙醇、二甲苯、盐酸、硝酸、丙酮和苦味酸等,采用专业的防爆柜存放于危化品仓库内,统一管理。授权双人双锁并严格执行出入库登记制度。危化品启用过程中需要定期统量,明确去向和实施用途。

(8)设置有一般仓库和试剂存储间。一般仓库用于存放日常耗材如手套、移液器吸头、离心管等,紧贴墙壁安装货架,将各类耗材按序排放,便于取用。试剂储存间:试剂储存分为室温储存(18~26℃)、冷藏储存(2~8℃)和冷冻储存(-20℃以下),试剂储存间的冰箱和冷冻柜,产生大量的热,需安装通风系统,注意环境温度的控制。

### (二)分子病理实验室

分子病理实验室在设计时以“各区独立,防止污染”为原则,参照普通型或加强型 BSL-2 医学实验室建设标准,根据各自实验室使用的技术方法、检测项目和工作量决定实验室的面积和功能区。分子病理实验室可划分为污染区、半污染区和洁净区(图 1-7)。按照其功能可以分为实验功能区、实验准备区和办公区。各区新风、排风、空调等相互独立,不能串用。办公区域主要用于实验人员工作、学习、休息场所。需要远离生物污染区和危险品仓库。

1. 以 illumina 二代测序平台为例，按照实验流程，将实验功能区划分为以下区域

(1)样本接收区：接收石蜡样本或临床送检的体液样本，核对病人信息，对所接收的样本进行登记编号。

(2)样本前处理区：用于分子病理组织样本独立切片、脱蜡、染色及血液、尿液、胸腹水等标本的离心、涂片、染色等。

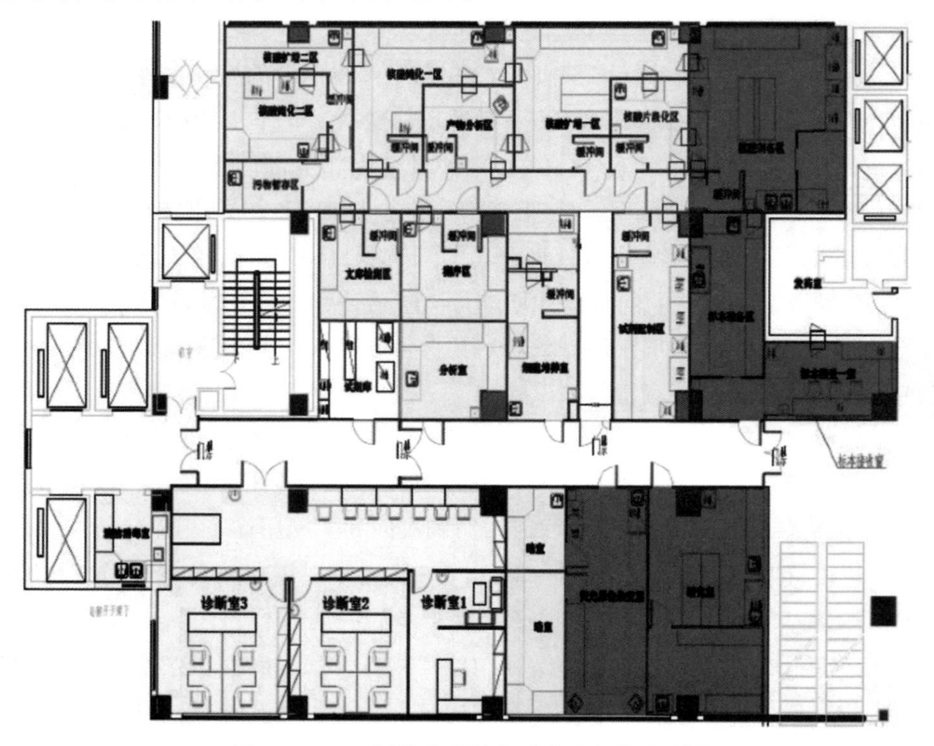


图 1－7　XX 医院病理科分子病理室分区设置

(3)试剂暂存及准备区：试剂暂存区需配备 4℃和－20℃以下冰箱，按照试剂储存条件分别储存，并记录使用情况。试剂拆开包装后应将对照试剂条暂存于样本制备区。

(4)样本制备区：石蜡样本癌组织的富集，样本的消化，DNA 和 RNA 的提取及 OD 值的测定。若开展血液微量的循环 DNA 进行检测的项目，本区域需独立划分用于提取微量循环 DNA 区域，防止其他样本高浓度的 DNA 对微量循

环 DNA 的污染。

(5)核酸片段化区:样本核酸的打断。

(6)PCR 扩增一区:第一次 PCR 扩增。在 PCR 过程中可产生大量短片段的核酸,是核酸气溶胶的重要来源。需要尽量避免 PCR 反应时的爆管和 PCR 反应后开盖,一旦发生要做好记录并及时做好核酸污染的清洁处理,并监测空气中是否已经存在气溶胶。

(7)产物分析区:对 PCR 产物或打断后的核酸进行电泳检测。核酸片段化分为机械打断和酶消化打断,机械打断后需要对产物进行电泳检测,评估核酸片段化状态。该区域存在核酸片段化后或 PCR 扩增后产物开盖的操作,也是核酸气溶胶重要来源的区域。

(8)纯化一区:第一次 PCR 产物纯化、第一次杂交、第一次捕获、第二次杂交、第二次捕获及捕获样本纯化。该区域存在 PCR 扩增后产物开盖的操作,是核酸气溶胶重要来源的区域。

(9)PCR 扩增二区:第二次 PCR 扩增。注意事项同 PCR 扩增一区。

(10)纯化二区:第二次 PCR 产物纯化及文库检测。注意事项同纯化一区。

(11)文库检测区:检测文库质量。

(12)测序区:放置测序仪,进行上机测序。该区域自身不产生核酸气溶胶,但需要采取措施防止被气溶胶污染,属于核酸半污染区。

(13)数据分析区:数据处理分析,结果解读及报告打印。

2. 开展定性 PCR 项目

设置 4 个功能区域即可满足工作需要,包括样本准备区、试剂准备区、核酸制备区、扩增区。对于如测序等步骤多、流程长的检测平台,为防止污染,实验室需增加功能区,尽量细分。如果实验室有多个检测技术平台,根据使用仪器的功能,可适当合并功能区。分子病理实验室需达到国家要求,并通过国家或省临床检验中心等机构的验收。其中注意事项如下:

(1)分子病理室严格执行人员通道和物流通道流向,各实验室功能区按照规定的单一方向进行。

(2)分子病理室必须设置独立的切片区域,防止常规切片对分子样本的污染。

(3)不同的实验功能区,应制订针对性的防护措施(表 1-21)。

(4)实验室各功能区应配置固定和移动紫外线灯,并做好使用记录。对于紫外线灯照射强度,需定期检测。

(5)不同的实验功能区应有其各自的清洁用具以防止交叉污染。

(6)依据所用仪器运行和检测过程的要求,制订环境温湿度控制要求并记录。以 Illumina 二代测序为例,要求温度为 19~25℃,相对湿度为 20%~80%,因此实验室温湿度范围不能超过此范围。

(7)实验室应有温湿度失控时的处理程序文件,并配有相应的记录表单。

**表 1-21 某病理科分子室人员着装要求**

| 序号 | 工作岗位 | 防护用品 | | | | | |
|---|---|---|---|---|---|---|---|
| | | 帽子 | 口罩 | 手套 | 鞋套 | 隔离衣 | 工作服 |
| | 标本接收人员 | √ | √ | √ | | | √ |
| | 核酸扩增区技术人员 | √ | √ | √ | √ | √ | √ |
| | 核酸扩增区诊断人员 | | | √ | √ | | √ |
| | FISH 室技术人员 | √ | √ | √ | | * | √ |
| | FISH 室诊断人员 | | | √ | | | √ |
| | 细胞培养室技术人员 | √ | √ | √ | √ | √ | √ |
| | 细胞培养室诊断人员 | √ | √ | √ | √ | √ | √ |
| | 分析室技术人员 | √ | √ | √ | | | √ |
| | 分析室诊断人员 | | | √ | | | √ |
| | 报告审核人员 | | | | | | √ |
| | 规培及见习人员 | * | * | * | √ | * | √ |
| | 设备维修人员 | | √ | √ | √ | | √ |
| | 参观人员 | | | * | √ | | * |
| | | | | | | | |
| 注: | √ | 必须着装 | | | | | |
| | * | 必要时着装 | | | | | |
| 1.进入分子室的工作人员严格按其工作岗位规范着装,禁止在操作时穿露脚趾的鞋 | | | | | | | |
| 2.工作完毕后将帽子、口罩、手套等丢弃黄色垃圾桶;将隔离衣放入缓冲间的衣架上 | | | | | | | |
| 3.禁止在试验区饮食 | | | | | | | |

3. 荧光原位杂交室（FISH 室）

（1）荧光原位杂交区：此区域主要进行低渗、预固定、固定、滴片、老化、消化、洗片，该区域处理可能携带生物危害物的血液、骨髓、尿液或其他体液，需配备生物安全柜或通风橱。

（2）荧光原位杂交洗片区：避光，进行变性、杂交、洗片等工作。

（3）荧光原位杂交观察区：避光，安置荧光显微镜，观察结果。

**（三）其他区域**

（1）高温灭菌室：配备高压蒸气灭菌器和高温烘箱，设备功率较高，需单独线路配电。因高压蒸汽设备，该区域空气每小时交换 12 次。若实验室不涉及微生物检测，可以不设计本区域。

（2）危险品仓库：该区域应远离实验室和办公区，安全出口通畅。所有危险化学品必须存放到铁柜中，对于有腐蚀性、易燃易爆性的试剂，采取防腐防爆和通风措施，且铁柜上加装挂锁，钥匙专人保管。危险品仓库应配有灭火器和灭火砂桶，做好防火工作。

（3）一般仓库：存放移液器吸头、离心管等，紧贴墙壁安装货架，将各类耗材按序排放，便于取用。

（4）试剂储存间：试剂储存分为室温储存（18～26℃）、冷藏储存（2～8℃）和冷冻储存（-20℃以下），试剂储存间的冰箱和冷冻柜，产生大量的热，需安装通风系统，注意环境温度的控制。

（5）办公区：该区域主要用于实验人员工作、学习、休息场所。需要远离生物污染区和危险品仓库。

## 二、仪器设备

1. 仪器设备购买

制订设备调研和购置的文件化程序。仪器设备的购置于每年年底由各专业组提出下一年需购置的仪器设备申请，并说明购置理由。各专业组组长负责填写《购置仪器设备申请表》，报科室和医院审批。

2. 仪器设备使用

（1）设备购进后，需进行验收、安装、设备的性能验证以及设备操作人员的培训和考核过程。

(2)安装工程师需要相应的资质。

(3)编写设备的作业指导书,图文并茂,方便操作者理解(图 1-8)。

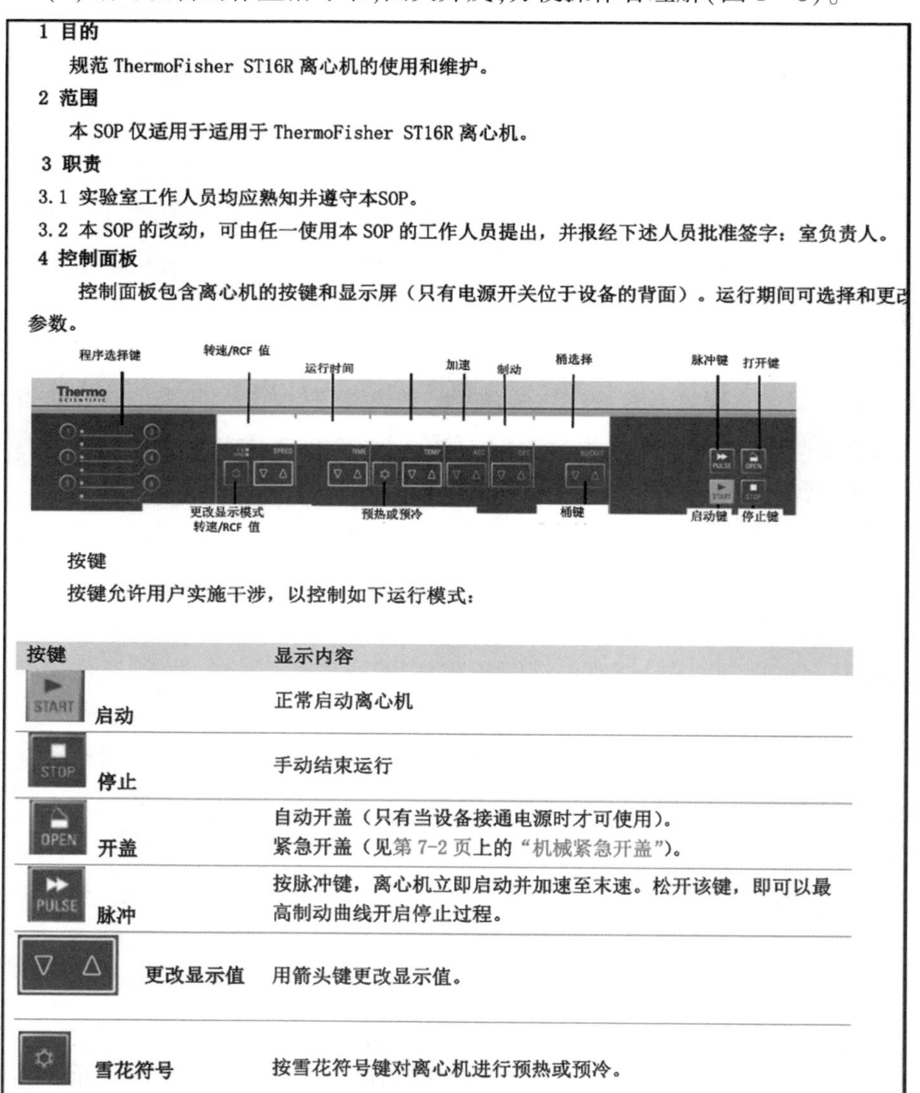

1 目的

规范 ThermoFisher ST16R 离心机的使用和维护。

2 范围

本 SOP 仅适用于适用于 ThermoFisher ST16R 离心机。

3 职责

3.1 实验室工作人员均应熟知并遵守本SOP。

3.2 本 SOP 的改动，可由任一使用本 SOP 的工作人员提出，并报经下述人员批准签字：室负责人。

4 控制面板

控制面板包含离心机的按键和显示屏（只有电源开关位于设备的背面）。运行期间可选择和更改参数。



按键

按键允许用户实施干涉，以控制如下运行模式：

| 按键 | 显示内容 |
|---|---|
| 启动 | 正常启动离心机 |
| 停止 | 手动结束运行 |
| 开盖 | 自动开盖（只有当设备接通电源时才可使用）。<br>紧急开盖（见第 7-2 页上的“机械紧急开盖”）。 |
| 脉冲 | 按脉冲键，离心机立即启动并加速至末速。松开该键，即可以最高制动曲线开启停止过程。 |
| 更改显示值 | 用箭头键更改显示值。 |
| 雪花符号 | 按雪花符号键对离心机进行预热或预冷。 |

图 1-8 分子病理室离心机使用作业指导书

(4)建立设备档案,不仅包括设备厂家、型号、院内编号、维修联系人等基本信息,还有设备的说明书、校准证书、维修报告、维护记录、使用记录、验收安装记录表、设备性能验证记录表、操作人员培训考核记录表等。

(5)编写设备清单,标明设备放置位置和负责人等。

(6)使用时做好使用记录。

(7)同一个检测项目如果有2台设备同时检测,需对2台设备进行结果比对,以避免不同品牌和(或)型号设备之间的实验结果存在差异。可定期选用既往有明确结果的样本3~5例同时进行检测,来比对不同设备结果的一致性。

(8)每台仪器均需有其独立的仪器设备卡,卡上含该仪器的基本信息(图1-9),环境的温湿度要求,主要技术参数以及“下次校准日期”等重要提示。

(9)设备状态需进行标识。

| 设备名称 | 切片机 |
| --- | --- |
| 科内编号 | MY-QPJ-01 |
| 型号规格 | HM325 |
| 启用日期 | 2019.09 |
| **下次检定/校准日期** | 2021.12 |
| 存放环境要求 | 温度0~50℃,相对湿度小于80% |
| 检测用途 | 常规石蜡切片 |

**图1-9　MICROM石蜡切片机的设备卡片信息**

3. 仪器设备维护及维修

(1)编写设备维护及维修作业指导书。

(2)维护信息主要来源于设备说明书,根据每台设备说明书中的维护信息制订当台设备的维护计划,如年维护、月维护、周维护及日常维护等。

(3)做好维护及维修的记录,如设备损坏维修,需维修后进行性能验证,保证设备性能安全可靠。

## 分子病理室离心机维护作业指导书

维护保养

(一) 次维护(仪器使用人员)

每次使用离心机,均需对离心机机腔内水分进行擦干;若离心过程发生液体泄漏,需及时用75%酒精消毒处理,并擦拭干净;关机时,待温度平衡至室温后,擦拭机枪内水分,敞开离心机机盖。

(二) 周维护(仪器使用人员)

(1)转子盖螺纹处及吊轴处润滑,检查密封圈平整无裂纹。

(2)不定时维护(离心机使用人员):若离心机运行过程出现异常声响,或其他异常情况,需及时暂停离心机,并报备设备科维护修理。

(三) 季度维护(仪器负责人)

检查通风管道以防阻塞,保证畅通、清洁;检查转轴是否松动,防止离心机转子盖气密性检查,涂抹专用润滑、封闭剂。

(四) 年维护(仪器负责人)

仪器负责人专业工程师,对转速、温度进行检测,并出具相应检查报告,存档备案。

4. 仪器设备校准

(1)病理科检定设备可能包括温度计、天平、压力表、紫外分光光度计。除了检定设备外都是校准设备,如移液器、离心机、电子温控系统、纯水系统、检测系统、切片机等;

(2)编写设备检定/校准的作业指导书,写明各设备检定/校准参数。

## 分子病理室离心机校准作业指导书

仪器校准

(1)仪器校准工作需由专业工程师每年一次进行。

(2)检测转速相对偏差及转速稳定精度,相对误差不超过±2.5%。

(3)检测定时相对偏差,误差不超过±2.5%。

(4)检测升降速时间及制冷时间。

(5)检测温度偏差,误差不超过±2.5%。

(6)校准后由厂家出具校准报告。

(7)校准报告由设备负责人进行确认并记录。

(8)工作人员根据上一次的校准记录,及时制定下一次的校准计划,按时进行校准。

(9)校准记录保存在仪器档案内。

(3)设备检定/校准频次最少每年一次,对于使用频率高的设备可一年多次检定/校准。

(4)检定/校准人员和其所属单位均需要有相应资质。

(5)检定报告中会给出检定结论,校准报告中仅有数据,无校准结论,因此需要根据设备说明书或相应国家标准进行数据分析,判断设备是否满足使用要求。

## 三、试剂与耗材

1. CNAS－CL02中提到对试剂采用文件化程序来加强管理和性能验证。要准备试剂招采和出入库管理文件化程序,由科室管理层授权任命试剂管理员专门从事试剂的订购、接收和出入库等

(1)准备试剂管理人员的分工及授权。

(2)准备试剂与耗材管理员负责程序的撰写,试剂管理人员的培训记录并要求人人知晓。

(3)试剂验证及供应商评价机制的建立,准备好程序性文件迎查。

2. 实验室加强对试剂的冷链和出入库管理,还需对试剂管理重视以下几方面

(1)建立试剂档案:内容包括有关抗体出入库记录、说明书、出厂合格记录、新抗体性能验证记录,批次更换验证记录等。做好列表并建议使用文件夹管理,便于检查时查找。容易疏漏的材料有自配试剂的配制记录单以及试剂的冷链记录档案等。

(2)准备各种试剂的注册证或者备案证。甚至厂家的资质证书。加强对国

家药监局批复的三类试剂的管理：如 7 种免疫组化抗体[HER2、ALK、CD20、CD117、雌激素受体(ER)、孕激素受体(PR) 和 PD－L1] 实施三类试剂管理要求，需持有注册证。除上述提到的 7 个抗体之外的其他免疫组化抗体均作为一类试剂在国家药监局备案后登记使用。实验室需从供应商处获取并整理成册，便于获取和查询。

(3)准备必要的试剂冷链管理记录。尤其周末的记录需要提供。建议采用数字集成的冷链采集系统，可以实时手机端推送温度记录和查询服务等。

(4)建立试剂信息管理系统：专业的试剂管理信息系统能够高效对接病理科、医院采购中心和试剂供应商，有效监管试剂采购环节、使用起止时间、有效期以及供应商资质等。如果没有软件系统(电子记录)，则仍然需要准备手工签收的出入库记录，此项工作量大而且较为繁琐。目前有第三方开发的试剂管理软件可以完成电子出入库和实时记录提取，使用过程需扫码登记。库存控制系统能将未经检查和不合格的试剂和耗材与合格的分开。但仍然建议对不同冰箱进行分类区域管理，便于随时抽查。

(5)准备试剂耗材等验收试验。大部分实验室都缺乏对所用试剂的性能验证。因此必先建立性能验证的程序，然后记录验证结果，通过后才能进入临床使用。验证通过质控品或标准品提供有效合格的证据。免疫组化、特染、HE 试剂目前没有质控品。需要实验室自行制作准备，否则无法开展验收试验。各类试剂均需验证记录，因此，该部分工作体量大、难度高，需要提前准备并引起高度重视！

(6)准备自配试剂的配置单。管理购置浓缩液时，需记录稀释配制人、配制日期和使用起止日期、效价及使用期内试剂评价等(图 1－10)，严禁使用过期试剂。尤其关注使用时的抽检记录，作为作业指导书需要进一步沟通抽片数量，评价方法和反馈等。

(7)准备每次购进的新试剂或新批次试剂的性能验证记录，并保存好验证的原始切片。尤其前后批次的试剂，不能完全丢弃，必要时留样检查。涉及同名称不同编号的试剂(如不同克隆号的免疫组化 HER-2 抗体)使用时需要比对，提供结果评价一致性。差异过大，则不能互换使用。

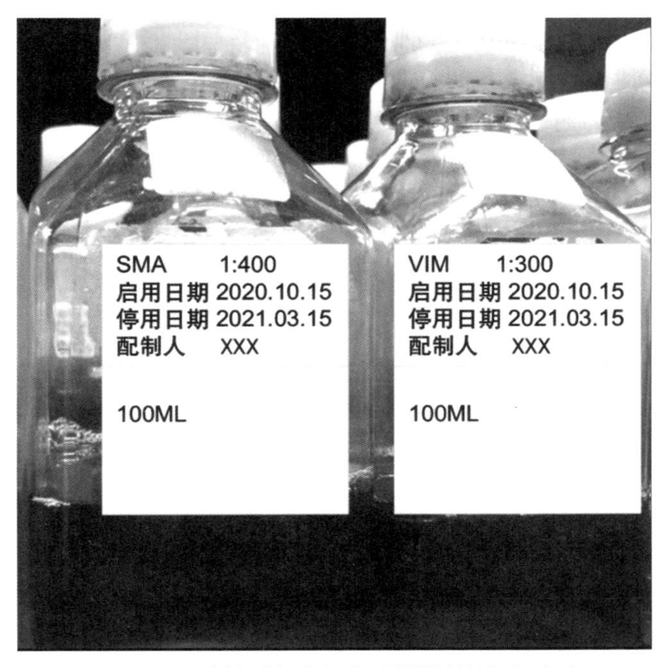


**图 1－10　浓缩型免疫组化试剂配制的标识内容**

(8)试剂使用期间的性能是否合格,需要可持续的性能跟踪和评价。一般可通过每日抽查来完成,并留有记录。准备编写质量跟踪与抽查的作业指导书并推进实施。在准备 ISO15189 认可的管理体系运行过程中,这里需额外增加时间、精力和工作量。

(9)对于常用化学耗材,需要记录启用日期,合理存储,并有领用出入库记录。危化品试剂更是需要双人双锁的双签字记录。科研试剂和未经许可的试剂不可出现在存放临床检测试剂的冰箱内。

(10)试剂和耗材的不良事件报告,从开始检查中有发生的,一定要及时记录并填写报告的主体内容、解决方案和不良效应的反馈。由试剂管理员负责统一整理入档,必要时向相应监管部门报告或备案。

3. 分子病理室试剂耗材的性能验证

(1)新建检测项目的试剂性能验证。

验证商品化试剂盒性能指标与说明书中描述的该试剂性能指标是否一致,对于定性检测(如 EGFR/KRAS/NRAS/BRAF 等 ARMS 检测)一般包括准确度、特异性、检出下限、抗干扰能力等。具体方案可参照 CNAS-GL039:2019《分子诊断检验程序性能验证指南》(表 1-22)。

①准确度:指通过与金标准或其他可比较方法进行比较,计算一致程度。例如:EGFR ARMS 方法与测序方法的比较。选取阴性样本至少 5 例、阳性样本(宜包含弱阳性的样本)一般不少于 10 例样本。

**表 1-22 检测方法与可比较方法一致程度比较**

| 检测方法 | 可比较方法结果 | | 总数 |
|---|---|---|---|
| | 阳性 | 阴性 | |
| 阳性 | A | B | A+B |
| 阴性 | C | D | C+D |
| 总数 | A+C | B+D | A+B+C+D |

准确度=(A 十 D)/ (A+B+C+D)×100%。

②特异性:检测方法对阴性样本检测出阴性结果的能力(表 1-23)。

**表 1-23 检测方法与明确结果比较**

| 检测方法 | 明确结果 | | |
|---|---|---|---|
| | 阳性 | 阴性 | 总数 |
| 阳性 | A | B | A+B |
| 阴性 | C | D | C+D |
| 总数 | A+C | B+D | A+B+C+D |

特异性=D/(B+D)×100%。

③检出下限:检测方法可检测出的最低被测样品的浓度,也称为检测低限或最小检出浓度,其反映了检验方法的分析灵敏度。例如:NRAS 试剂盒使用说明书中描述的检测下限为:可以检出 10ng DNA 样品中含量低至 1%的 NRAS 基因突变,将 G12D、G12V 及 Q61K 的阳性质粒标准品,用 NRAS 基因野生型的人类基因组 DNA 稀释到 1%,进行 20 个重复检测,这三种型别分别得到 20 个结果。20 个结果中有 95%检出,即至少 19 个结果被检出,即代表此试剂盒能达到的最低检测限。

④抗干扰能力:指通过混入干扰物质评估检测方法受干扰物质的影响。常见的干扰物包括内源性干扰物(血红蛋白、黑色素、甘油三酯、胆红素等)和外源性干扰物(酒精、石蜡、蛋白酶 K 等)。

方案:弱阳性样本实验组中加入干扰物质溶液,对照组加入等量的溶剂,使得干扰物质的终浓度与试剂说明书的浓度相同,与常规样本一样处理,重复测定 3 次以上。如果对照组和实验组结果均为弱阳性,说明在验证浓度下,干扰物质对测定无显著影响。如果对照组结果为弱阳性,实验组结果为阴性,说明在验证浓度下,干扰物质对测定有显著影响。

(2)核酸提取试剂盒的性能验证。

选择核酸提取试剂盒前,需对该试剂盒提取效率进行验证,验证内容包括核酸纯度、核酸提取产率和核酸完整性。按照试剂盒要求,提取含有不同浓度核酸的样本,其浓度应覆盖试剂盒说明书中描述的可提取的核酸浓度。

①核酸纯度:紫外分光光度计测定提取好的核酸 OD260/OD280 比值,DNA 样本 OD260/OD280 比值为 1.7~1.9,RNA 样本 OD260/OD280 比值为 1.8~2.0。

②核酸提取产率:将样本平均分成 2 份,其中一份(A)加入一定体积(小于总体积 10%)已知浓度的待测核酸,另一份(B)加入同体积核酸溶解 BUFFER,按照试剂盒操作步骤提取核酸后,紫外分光光度计分别测定 A 和 B 提取物,按以下公式计算核酸提取得率,重复 3 次,计算平均值。核酸提取得率应不低于试剂盒说明书或实验室规定的标准(式 1)。

$$\text{核酸提取产率}=\frac{A-B}{\text{加入的待测核酸量}}\times 100\% \qquad (\text{式 1})$$

③核酸完整性:按照试剂盒要求,提取含有不同浓度核酸的样本,其浓度应覆盖试剂盒说明书中描述的可提取的核酸浓度,取一定量的核酸进行琼脂糖凝胶电泳或生物分析仪分析,或扩增不同片段长度的管家基因后毛细管电泳,分析核酸完整性。

(3)不同批号试剂质控:对于不同批号或不同货运号的试剂,在检测前需进行性能验证。选用实验室之前检测的样本 2~3 个,至少 1 个阴性样本,用新试剂检测,评估检测结果与之前结果是否一致。每批次性能验证选用不同突变型阳性样本,1 年内覆盖该检测试剂盒所有基因突变类型。

(4)不同批号耗材质控:对于不同批号或不同货运号的耗材,在使用前需进行耗材抑制物及物理性质的验证。抑制物验证方法同不同批号试剂验证。物理性质主要针对需加热的 PCR 反应管或 EP 管,在管中加入适量的蒸馏水,金属浴或普通 PCR 仪加热 100℃ 10min,观察是否爆管。爆管则退回本批次耗材。

## 参考文献

[1] 管文燕,叶庆,陈洁宇,等.ISO15189 技术要素在病理实验室精细化管理中的应用[J].临床与实验病理学杂志,2019,35(10):1243-1246.
[2] 管文燕,樊祥山,陈洁宇,等.ISO15189 认可规范在分子病理检测结果质量保证中的应用[J].临床与病理杂志,2018,38(10):2278-2282.
[3] 杨军,张标,叶庆.分子病理实验室设计要求及体会[J].诊断病理学杂志,2018,25(11):787-788.

# 第五节 质量控制

## 一、内部控制(室内质控)

室内质量控制作为 ISO15189 的认可准则中检测结果质量保证体系的一部分,是实验室质量管理体系中重要组成部分。

室内质量控制是通过一系列的措施,连续地评价本实验室检测工作的可靠性,并依其决定当批检测结果的有效性、判断检测报告能否发出的过程。目前,在多数病理实验室中,以免疫组化和分子病理检测为例,决定当批检测结果的有效性、判断检测报告能否发出,依据的是当批次实验中的质控品(阴性对照、弱阳/阳性对照、空白对照、内参)是否在控。

实际上,病理实验室的室内质控是对实验室内部可能影响检测结果质量的各个环节的内部质量控制,除质控品外还应该包括良好的实验环境条件(如温湿度、通风、振动等)、良好的仪器设备维护校准、良好的人员培训及能力评估、作业指导书的建立及其全员严格遵循,通过全方位的内部控制来确保检测结果的准确性和科学性。多数实验室理解的依据质控品的失控监测,这一环节是最终监测实验室对各方面室内质控是否能够保持日常检测性能的手段,实验室必须明确对人员、仪器、试剂、作业指导书和环境的有效控制是保证结果在控的前提,否则检测质控品必然不断出现失控。

检测分析前的质量控制前面章节都有详细叙述,本节以本实验室组织样本基因突变检测为例,介绍日常检测流程中的室内质控。具体方法应包括以下方面:

**(一)检测过程中的质控**

1. 组织学质控

用于基因突变检测的福尔马林固定石蜡包埋(formalin-fixed and parrffin-embedded, FFPE)样本及细胞学样本中的肿瘤细胞含量,是否影响最终检测结果的可靠性。

(1)FFPE 样本。

在进行分子病理检测前需经有经验的病理医师选定肿瘤细胞丰富的蜡块,切取 2μm 厚切片一张,用于常规病理 HE 染色,病理医师划定以肿瘤细胞为主、没有明显的坏死、黏液和炎性改变的区域,确定肿瘤细胞的百分比(肿瘤细胞/划定区域)。实验员对照 HE 切片上所划定的受检区域,使用一次性刀片或 Tips 吸头,将受检区域的肿瘤组织刮入 EP 管中富集。不同检测平台对肿瘤细胞含量的要求不一,具体视所采用的 DNA 提取方法和突变检测方法的灵敏度而定,目前尚无统一标准。如组织 EGFE 基因突变检测推荐肿瘤细胞数量在 200 个以上,肿瘤细胞比例达 50%。对于肿瘤细胞数量不达标的样本应视为不满意样本,需重新采样,对特殊情况(如患者无其他标本)者可继续让步检测,并在报告中“标本评价”一栏中注明,以便让临床医师知晓结果准确性程度。

(2)细胞学样本。

胸腔积液、肺泡冲洗液、痰液标本,在处理为细胞沉淀后,需制作细胞学涂片一张,用于 HE 染色供病理医师确定肿瘤细胞的百分比(肿瘤细胞/整张涂片)。建议将细胞学样本制作为细胞蜡块再行检测,优点在于切片细胞不重叠、易保存。

2. 核酸质控

对提取核酸的质量进行监控,是检测结果质量保证的关键环节。核酸质量指标包括核酸浓度、核酸纯度及核酸完整性。

(1) 核酸浓度。

可通过紫外分光光度计 A260 读数测定,并依据试剂盒推荐检测浓度对核酸进行稀释。需要注意的两点是:①紫外分光光度计是利用核酸(DNA/RNA)在紫外光 260nm 波长有最大吸收峰的原理测定核酸浓度,测定的 DNA 或 RNA 值可能包含了残留的 RNA 或 DNA 的量,因此测定值偏高;②对于核酸浓度较低的样本,如血浆游离 DNA 浓度很低,紫外分光法测定准确性、稳定性差。采用荧光染料核酸定量法可以规避紫外分光法以上两个缺点。

(2) 核酸纯度。

主要通过紫外分光光度计 A260 与 A280、A230nm 比值测定。A280nm 是蛋白和酚类物质最高吸收峰的吸收波长,A260/A280 比值低,表示受到蛋白(芳香族)或酚类物质的污染;A230nm 是碳水化合物最高吸收峰的吸收波长,纯 DNA 和 RNA 的 A260/A230 比值为 2.5,A260/A230 比值小于 2.0 表示受到碳水化合物(糖类)、盐类或有机溶剂污染。用于 EGFR 基因突变检测的核酸样本建议:DNA 的 A260/A280 比值为 1.6~1.8。

(3) 核酸的完整性。

由于福尔马林固定和石蜡包埋处理组织的过程会导致核酸的片段化以及核酸分子间的交联,因此推荐用于核酸提取的 FFPE 样本的保存时间宜小于 3 年。对于保存时间超过 3 年的 FFPE 样本建议在行检测前进行核酸片段化检测,以确保核酸的完整性。

另外需要特别注意的是,不利于核酸检测的前处理(例如含 HCl 的脱钙液处理),即使对较稳定的 DNA 也会造成严重片断化,此类样本不推荐进行分子病理检测。

3. 扩增反应质控

为避免假阳性、假阴性结果导致的错误诊断结论,检测的扩增反应中必须设置质控物,在质控品检测结果成立的前提下,才能对检测样品扩增结果进行判定[6]。如 EGFR 基因突变检测等定性检测项目,每次实验设置有阴性、阳性质控物,以及内参基因。阴性质控主要监测实验室扩增产物污染、标本交叉污染和试剂污染等情况；阳性质控用已知的阳性标本来监测核酸提取及扩增效率；内参基因作为内对照以评价样本的质量。如EGFR基因突变检测是同时检测多个变异位点，我们同时设立针对2~3个位点的阴性或阳性临床样本随机批次作为质控物。另外，质控品在扩增仪的排列顺序，不应永久性地固定在一个孔，应在每次扩增检测时，进行相应的顺延，以使在一定的时间内，尽可能监测每一个孔的扩增有效性。

此外，对于基因突变、基因多态性或基因型检测，可选取最能反映检测情况的突变或基因型样品定期复检，以进一步达到质控目的。

4. 失控的处理

在上述室内质控步骤中，如发现质控数据违背了控制规则，就意味着至此的检测步骤或失控质控品同批样本检测结果可能作废。首先，检测人员应填写失控记录表，上交专业主管，由其做出是否终止检测或发出与失控质控品同批样本检测报告的决定。其次，检测人员应查明引起失控的原因。失控信号的出现一般受多种因素的影响，采取原因分析的思路一般包括：①检查质控品：重新测定同一质控品，用以查明是否有人为误差或偶然误差；新开一管质控品，重测失控项目；新开一批质控品，重测失控项目；②更换试剂，重测失控项目；③进行仪器维护，重测失控项目；④重新校准仪器，重测失控项目；⑤寻求厂家技术支持或专家帮助。查明原因后，如为假失控，可由专业主管决定、签字后发出报告；如为真失控，采取纠正措施，并验证纠正措施的有效性，验证方法有：①再次检测质控品，结果在控；②重新检测至少5例在控状态下检测的临床标本。失控纠正后，需由专业主管审核确认，全部样本再重新检测，各质控步骤合格后签字发出检测报告。

### （二）检测过程后的质控

1. 比对实验

在日常工作中，实验室常使用2套及以上检测系统检测同一项目，此时应设置不同检测系统的比对实验、建立比对数据，表明其检测结果的一致性，增加检测报告的可信度。如部分实验室EGFR基因突变检测可在ABI7500检测系统（有ROX校正）检测，亦可在Roche LightCycler 480检测系统（无ROX校正）检测，需对两种检测系统进行比对实验。比对频次建议每年至少1次，样品数量不少于20例。

不同实验员操作同一检测项目时,同样需设置不同人员间的比对实验,建立比对数据,排除实验人员操作对检测结果的影响。比对频次建议每年至少1次,样品数量不少于5例。

另外,当同一检测项目,在需要变更检测方法、检测位点等时,实验室应告知临床医师在结果可比性方面的任何变化,并讨论对临床活动的影响。如,EGFR基因突变检测,在可检测的突变位点发生变化(增加或删减),或者由一代测序检测系统改为ARMS-PCR检测系统时导致检测灵敏度发生变化,需要提前开临床沟通会或在LIS系统中醒目告知,确保临床医师知晓变更对临床活动的影响。

2. 质控数据的管理

检测质控数据的收集、整理分析也是检测结果质量保证中的关键环节。各检测项目应每月对涉及检测过程中的质控要素点进行总结分析,作为阶段性的室内质控数据填写在月度小结中。本实验采取直接概率法和Levey-Jennings质控图法对质控数据进行统计分析。

(1) 直接概率法。

实验室可统计日常检测过程中的标本核酸提取质量、扩增成功率、阳性率等作为监测指标。以阳性率统计分析为例(图1-11),将每次日常检测的阳性率比值作为数据,对每天的日常患者结果中阳性率出现的概率进行计算。按统计学规律,一个事件发生的概率小于5%称为小概率事件,即发生的可能性很小。因此,如果这种结果出现概率小于5%,则可判断为失控,需对其发生的原因进行分析。如果每次日常检测的阳性率比值为非正态分布,以二项式分布为例,如某检测结果的阳性率为p,计算在n个患者标本中有x个阳性结果的概率。根据二项式分布的概率,计算公式如下(式2):

$$P(x)=\frac{n!}{x!\ (n-x)!}p^{x}(1-p)n-x \qquad (式2)$$

直接概率法的实质是在日常实验室评价数据的前提下,判断某种情况出现的可能性大小。如,在怀疑出现假阳性或假阴性的情况下,可以增加阴性质控和阳性质控的数量来确认是否存在假阳性或假阴性的问题;如某病区多次出现送检样本脱落细胞量过少,应考虑对采样人员加强采集培训等。

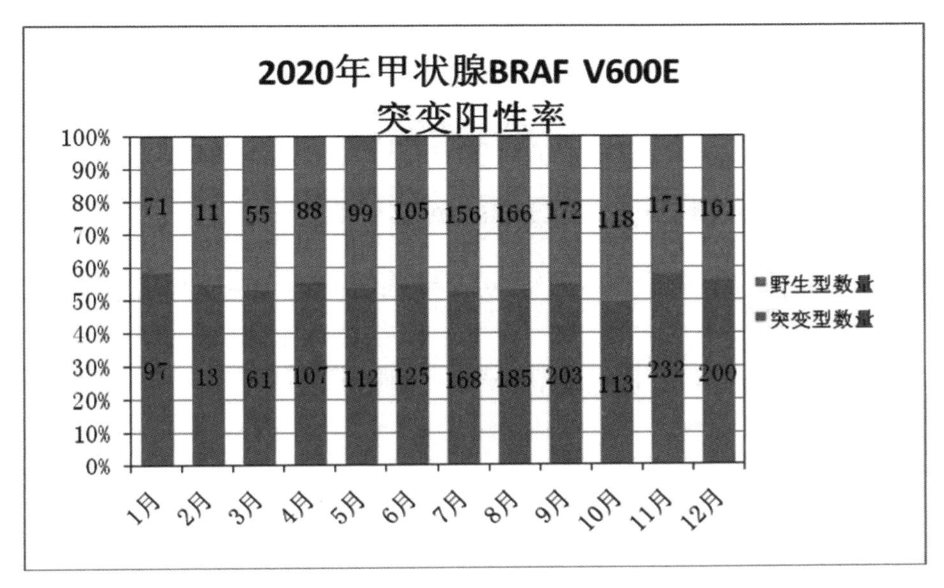


**图 1-11　XX 医院分子病理实验室 2020 年度甲状腺结节 BRAF V600E 突变阳性率**

(2) Levey-Jennings 质控图法。

本实验室同时引入 Levey-Jennings 质控图法作为室内质控的一种工具。只要质控样本能够通过多次重复检测结果用数值表示(如突变等位基因百分比、定量标准品拷贝数等)并呈正态分布,均可采用这种质控方法。

利用常用办公软件 Excel,通过回顾数据对质控品 20 次测定结果计算均值($\bar{x}$),以 $\bar{x}\pm2s$ 为警告限,以 $\bar{x}\pm3s$ 为失控限,即可轻松绘制 Levey-Jennings 质控图。绘制方法如下:①打开 Excel 软件,建立记录表格,录入 20 次检测数据;②选择插入函数 Average,计算均值($\bar{x}$);③选择插入函数 STDEV,计算标准差(s);④以此类推编辑相应计算公式,自动计算变异系数(CV),$\bar{x}+1s$,$\bar{x}-1s$,上警告限 $\bar{x}+2s$,下警告限 $\bar{x}-2s$,上失控限 $\bar{x}+3s$,下失控限 $\bar{x}-3s$;⑤插入图表,选中折线,选中测定值,并输入标题“XXX 质量控制图”,分类(X)轴中输入检测次数,数值(y)轴中输入检测结果。选中网格线,分类(X)轴选中主要网格线,次要网格线,分类(y)轴选中主要网格线,次要网格线,点击完成。点击右键出现网格线格式,选中刻度在最小值的取值为 $\bar{x}-4s$,最大值的取值为 $\bar{x}+4s$,主要刻度中输入 s,次要刻度为标准差的十分之一,点击完成,质量控制图绘制完成。

示例如本实验室甲状腺 BRAF V600E 基因突变检测项目,对阳性质控品做的 Levey－Jennings 质控图(图 1－12)。

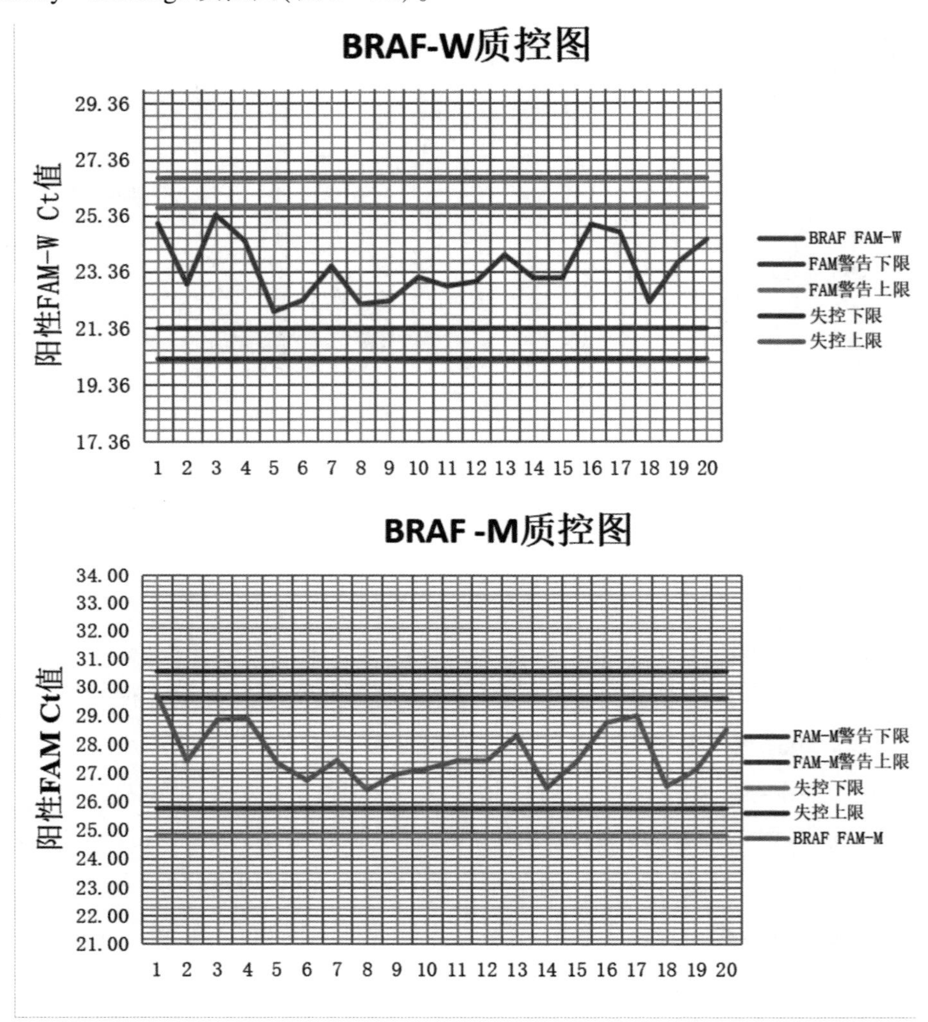


**图 1－12　阳性质控品 BRAF V600E Levery-Jennings 质控图**

## 二、外部控制

### （一）室间质评活动的策划

（1）制订年度室间质评活动计划，内容涵盖比对项目范围、比对频次、开始和完成的时间、开展方式等。

（2）实验室应定期参加由国家病理质控中心、国家临床检验中心、省/市级病理质控中心或临床检验中心等组织的免疫组化、特殊染色和分子病理检测实验室间质评活动。实验室负责人或指定人员应监控室间质评活动的进程和结果，并在结果报告返回后登记。对出现不符合项目的情况做相应分析报告。

（3）对于实验室开展的检查项目暂未列入国家病理质控中心或国家临床检验中心等组织的室间质量评价项目范围内的检测项目，则可以选择已通过ISO15189认可或已开展相同检测项目的更高级别或同级别病理实验室自行进行实验比对，以达到室间质评的目的。比对频次具体参照CNAS-CL02-A001：2021《医学实验室质量和能力认可准则的应用要求》规定：

实验室应满足卫生行政管理部门对能力验证/室间质评的相关规定，应按照CNAS-RL02的要求参加相应的能力验证/室间质评，只要存在可获得的能力验证活动，医学实验室参加能力验证活动的频次应满足如下要求。

对于申请初次认可和扩大认可范围的实验室，基于可获得的能力验证活动开展频次，申请认可的每个检验（检查）项目，从申请认可之日计算，前1年内应参加1~2次能力验证活动。

对于监督评审和复评审的实验室，基于可获得的能力验证活动开展频次，获准认可的每个检验（检查）项目在1个认可周期内应参加1~2次能力验证活动。

如可获得的能力验证活动开展频次≥2次/年，获准认可的每个检验（检查）项目，每年应至少参加2次能力验证活动。

### （二）室间质评活动（自行比对）的实施

［例］本实验室与另一医院病理实验室进行特殊染色和免疫组织化学染色项目的室间比对活动。依据ISO15189相关认可规则和准则，由双方讨论确定

比对样本的筛选原则，包括样本类型、样本数量、阳性样本及阴性样本的比例等。双方依次或同时提供质控样品，相同病例样品一式两份，双方各用上述相同的一组样本在规定时限内完成检测，最后比对双方实验结果，并统计结果符合率。实验室负责人应对比对结果进行审核，并在比对相关文件上签字确认。对于出现不符合的结果需进行原因分析并作出纠正措施，同时做好相关记录。符合率具体数值设置可参考实验室质量指标设置，原则上不低于80%。

### （三）室间质评活动的具体操作流程

(1)比对实验样本的接受和验收：当实验样本由对方实验室提供时，本实验室工作人员对邮寄过来的实验样本进行数量、编号等信息登记，并对样本性状包装进行验收签字。将实验样本按要求保存于规定区域。当本实验室提供实验样本时，对方实验室工作人员也按照上述流程进行接收和验收。

(2)由本实验室工作人员进行参评样本的检测，按常规临床样本对待，根据实验室常规工作程序进行。在规定时间内使用实验室相应检测项目作业指导书中规定的检测方法和设备、试剂进行检测，不得特殊对待，及时记录检测结果。

(3)将本单位检测结果评估记录表、已检测切片寄回出片单位，结果互评后，由出片单位进行双方检测结果比对分析，出具分析报告。

(4)本实验室每年参加国家临床病理质量控制中心及国家临床检验中心等机构组织的室间质评活动，每次样本数量根据活动相应要求确定。检测后按时向活动组织单位上报实验结果。

(5)本实验室规定室间质评符合率达到95%以上为合格。室间质评的检测结果交实验室负责人审阅签字后，与反馈结果一起记入《室间质评记录表》。根据反馈结果分析室间质评的状态，如有失控应查找原因，并采取相应的措施。

(6)进行室间质评或比对实验的所有操作流程必须按相应操作规程，并及时做好记录。

---

[例] 本实验室参加由国家病理质量控制中心(PQCC)组织的乳腺癌HER-2免疫组化检测外部质评，需在规定时间内在PQCC网站进行注册，网址www.bingliqc.com，并且将项目通知回执填写完整，由科室负责人通过电子邮件发送至PQCC挂靠单位即北京协和医院病理科项目负责人邮箱或通过邮寄纸质版报名回执进行。本实验室以两项反馈均收到为本轮外部质评参加确认完毕。

1. 项目执行

(1)切片接收:本实验室将收到包括质评切片、免疫组化染色(IHC)结果登记表、IHC 质控流程登记表三者在内的包裹。收到包裹第一时间需检查资料是否齐全、切片是否有缺失或损坏,如有异常或出现捞片组织与标签不在一面等现象时,需主动联系主办方要求更换或补片。

(2)切片染色:按照日常 HER-2 免疫组化染色流程完成染色、判读工作,并详细填写《染色结果及实验流程登记表》,并在规定日期内完成并寄回。

(3)结果登记:将填写好的表格纸质打印版寄给北京协和医院病理科,并将表格电子版通过电子邮件发送至项目邮箱。染色结果登记表需填写每一例的"HER-2 自家评分"。IHC 质控流程登记表需认真填写每一项内容,以便日后进行统计分析。由于本单位使用的是全自动免疫组化仪,按照活动要求需另附上机器作业指导书文件。

(4)切片回寄:邮寄切片前,务必做好防震包装。切片盒内要有衬料,以固定盒内切片;切片盒外要包裹塑料气泡膜,以防震;快递包装箱内需用填充材料固定切片盒。邮递至主办方地址。

(5)结果反馈:PQCC 组织质控专家对各实验室寄回的染色片进行评阅,并将质评结果反馈给实验室。

2. 原因分析及改进

实验室负责人或指定人员应监控室间质评活动的结果,并在结果报告上签字。对不合格结果进行原因分析,并采取纠正措施、持续改进。

[例] 本实验室对未列入国家临床病理质量控制中心的免疫组化项目和特殊染色项目与另一医院病理实验室进行室间比对实验检测,每年度 2 次。双方依据 ISO15189 认可的评审要求确定比对项目范围,一方提供相同病例的质评切片 2 套,双方在规定时间内分别进行染色和结果评估,而后对染色结果进行互评,并出具相应符合率报告(以本单位提供切片为例)。

1. 项目执行

(1)切片制备:本实验室相关负责人调取近半年至一年内免疫组化项目已染色的病例,用相同蜡块号制备质控切片,每张质控片设置羊膜卷作为外部对照。每个项目 2 张质控片,切片要求同日常流程。

(2)切片染色:按照日常免疫组化和特殊染色流程完成染色、判读工作,并详细填写染色结果及实验流程登记表。

(3)结果登记:染色结果登记表包括双方单位自评和互评结果,表格内容应包含检测项目、所使用试剂克隆号和检测平台、切片质量评价等检测相关信息,以及具体操作人、评估人和审核人签字和日期(表1-24)。

**表1-24 2021年特殊染色室间比对结果记录表(甲方结果)**

| 序号 | 项目名称 | 试剂 | 操作方法 | 结果判读 |
| --- | --- | --- | --- | --- |
| 1 | Masson 染色 | Masson 三色染色液(贝索) | □全自动☑手工 | 阳性 |
| 2 | PAS 染色 | 病理糖原染色液(PAS)(贝索) | □全自动☑手工 | 阳性 |
| 3 | 弹力纤维染色 | 弹性纤维染色液(贝索) | □全自动☑手工 | 阳性 |
| 4 | 刚果红染色 | 甲醇刚果红染色液(贝索) | □全自动☑手工 | 阳性,有苹果绿折光 |
| 5 | 抗酸染色 | 病理抗酸染色液(贝索) | □全自动☑手工 | 阳性 |
| 6 | 六胺银染色 | 六胺银染色液(贝索) | □全自动☑手工 | 阳性 |
| 7 | 网织纤维染色 | 网状纤维染色液(贝索) | □全自动☑手工 | 阳性 |
| 8 | 黏液染色 | 黏液卡红染色液(贝索) | □全自动☑手工 | 阳性 |

| 操作人: | 判读人: |
| --- | --- |
| 操作日期:2019年7月 | 判读日期:2019年7月 |

(4)切片和表格寄出:将本单位已染色切片、染色结果评估表、质控片一并邮寄至比对单位地址。邮寄切片前,务必做好防震包装。

(5)切片接收:比对单位实验室在接收到质控片后应按照日常操作流程进行免疫组化和特殊染色实验,并对双方单位染色结果和切片质量进行评估,随后将包括双方已染色切片、免疫组化和特殊染色结果登记表寄回出片单位。邮寄切片前,务必做好防震包装。

(6)结果反馈:由出片方对实验室寄回的染色片进行评阅,并将双方评估结果进行比对,然后将质评结果反馈给实验室,结果报告一式两份,由双方项目负责人和实验室负责人签字并盖章(表1-25)。

表 1-25 2021 年度室间比对结果及确认表(特殊染色)

甲方: XXXX 医院病理科　　乙方: XXXX 医院病理科　　室间比对项目时间:2021 年 07 月

| 项目名称 | 甲方判读结果 | 乙方判读结果 | 合格情况 |
| --- | --- | --- | --- |
| Masson 染色 | 阳性 | 阳性 | 一致 |
| PAS 染色 | 阳性 | 阳性 | 一致 |
| 弹力纤维染色 | 阳性 | 阳性 | 一致 |
| 刚果红染色 | 阳性 | 阳性 | 一致 |
| 抗酸染色 | 阳性 | 阳性 | 一致 |
| 六胺银染色 | 阳性 | 阳性 | 一致 |
| 网织纤维染色 | 阳性 | 阳性 | 一致 |
| 黏液染色 | 阳性 | 阳性 | 一致 |
| 结论:本次室间比对共检测特殊染色 8 项,结果全部符合。 | | | |
| 甲方项目负责人签字 | | 乙方项目负责人签字 | |
| 甲方实验室主任签字 | | 乙方实验室主任签字 | |
| 签字日期 | | 签字日期 | |

2. 原因分析及改进

实验室负责人或指定人员应监控室间质评活动的结果,并在结果报告上签字。对不合格结果进行原因分析,并采取纠正措施、持续改进。

3. 选择实验室的原则

该实验室已获得 CNAS 认可且已开展相同检测项目;同级别或以上实验室(省属、部属三甲医院病理科)。

[例] 本科室组织病理学和细胞病理学检查与诊断与省内另一家大型三甲医院病理科进行室间比对检测,每年度 2 次。双方依据 ISO15189 认可的评审要求确定比对项目范围,进行检测结果评估,并出具相应符合率报告。(以本单位提供切片为例)。

1. 项目执行

(1)样本选择:本实验室相关负责人依据ISO15189认可的评审要求随机选取近半年至一年内已诊断病例,病例内容应包含所有比对项目范围,如穿刺组织活检病理诊断、活检组织病理诊断、手术标本病理诊断等,每项不少于两例。同时,选取病例内应含有阳性和阴性病理结果。

(2)切片和表格制备:依据已选择样本调取相应病例全部病理切片,并整理归类。诊断结果记录表内容应提供切片编号、患者性别和年龄、病史、相关影像和实验室检查结果等内容,需比对单位填写内容包括诊断结果、切片质量评价、诊断医师签名和日期等内容。

(3)切片和表格寄出:将本单位病理切片、诊断结果登记表一并邮寄至比对单位地址。邮寄切片前,务必做好防震包装。

(4) 切片接收:比对单位实验室在接收到切片和资料后应按照日常操作流程进行细胞和组织病理学检查与诊断,并对切片质量进行评估,在规定时限内将病理切片和诊断结果登记表寄回出片单位。邮寄切片前,务必做好防震包装。

(5)结果反馈:由出片方对实验室寄回的切片和诊断结果登记表进行评阅,并与本单位原诊断结果进行比对,然后将比对结果反馈给实验室,结果报告一式两份,由双方项目负责人和实验室负责人签字并盖章(表1-26)。

**表1-26 组织病理学室间比对结果汇总确认表**

甲方:XXXX 医院病理科　　乙方:XXXX 医院病理科　　室间比对项目时间:2021 年 5 月

| 序号 | 项目名称 | 甲方判读结果 | 乙方判读结果 | 一致性情况 |
|---|---|---|---|---|
| | 病理号:F2021-04361 | | | |
| 57 | 颌下腺冰冻快速标本<br>病理号:F2021-04374 | 多形性腺瘤。 | 多形性腺瘤。 | 一致 |
| 58 | 乳腺冰冻快速标本<br>病理号:F2021-11034 | 乳腺浸润性癌。 | 乳腺浸润性癌。 | 一致 |
| 59 | 甲状腺冰冻快速标本<br>病理号:F2021-03562 | 甲状腺微小乳头状癌。 | 甲状腺乳头状癌。 | 一致 |
| 60 | 甲状腺冰冻快速标本<br>病理号:F2021-04606 | 微小乳头状癌。 | 甲状腺乳头状癌。 | 一致 |

（续表）

| 序号 | 项目名称 | 甲方判读结果 | 乙方判读结果 | 一致性情况 |
|---|---|---|---|---|
| 61 | 甲状腺冰冻快速标本<br>病理号：F2021-05762 | 符合结节性甲状腺肿伴出血囊性变。 | 未见恶性。 | 一致 |
| 62 | 甲状腺冰冻快速标本<br>病理号：F2021-06122 | 甲状腺微小乳头状癌。 | 甲状腺乳头状癌。 | 一致 |
| 63 | 甲状腺冰冻快速标本<br>病理号：F2021-10855 | 结节性甲状腺肿。 | 未见恶性。 | 一致 |
| 结论：(1)本次室间比对共检测常规病理63项，其中63项结果一致，符合率100%。<br>(2)切片优良率为100%。 | | | | |
| 甲方项目负责人签字 | | 乙方项目负责人签字 | | |
| 甲方实验室主任签字 | | 乙方实验室主任签字 | | |

2. 原因分析及改进

实验室负责人或指定人员应监控室间质评活动的结果，并在结果报告上签字。对不合格结果进行原因分析，并采取纠正措施、持续改进(表1-27)。

**表1-27　组织病理学室间比对结果差异分析表**

| 病理号 | XXXXXX |
|---|---|
| 原诊断 | (左乳腺穿刺组织)：乳腺纤维腺瘤伴间质透明变性。 |
| 出片医院 | 本院 |
| 会诊诊断(XXX医院病理科)<br>条索状组织3条，镜下可见大量间质玻变、囊性扩张腺泡及导管，上皮呈平坦型不典型增生。 | |
| 差异分析<br>(1)会诊单位认为乳腺组织硬化背景下扩张的导管上皮细胞核深染、核浆比增加，具有非典型性。<br>(2)本单位认为乳腺纤维腺瘤可广泛间质硬化，扩张腺管上皮细胞仍有胞浆顶端分泌现象，非典型性不明显，经科内多位主任讨论会诊，认为以本单位诊断结果为准。<br>(3)本例为穿刺活检小标本，样本局限，易造成诊断差异。 | |

(续表)

| 处理措施<br><br>科内进行专科培训,强调报告规范及准确。 | | | | | |
|---|---|---|---|---|---|
| 上报人签字 | 专业组组长 | 质量主管 | | | |
| 确认时间 | 签字时间 | 签字时间 | | | |

3. 选择实验室的原则

该实验室已获得 CNAS 认可机构;同级别或以上实验室(省属、部属三甲医院病理科)。

## 参考文献


[1] 李金明. 高通量测序技术[M]. 北京:科学出版社, 2018.

[2] 管文燕,樊祥山,陈洁宇,等.ISO15189 认可规范在分子病理检测结果质量保证中的应用[J].临床与病理杂志,2018,38(10):2278－2282.

[3] 中华医学会病理学分会. 分子病理诊断实验室建设指南(试行)[J]. 中华病理学杂志, 2015,6:369－371.

[4] 中国非小细胞肺癌患者表皮生长因子受体基因突变检测专家组. 中国非小细胞肺癌患者表皮生长因子受体基因突变检测专家共识(2016 版)[J]. 中华病理学杂志, 2016, 45(4):217－220.

[5] 肿瘤个体化治疗检测技术指南(试行), 国卫医医护便函〔2015〕240 号.

[6] 李艳, 李金明. 个体化医疗中的临床分子诊断[M]. 北京:人民卫生出版社, 2013.


# 第六节　服务协议评审、风险评估

## 一、服务协议的定义

服务协议是指一方就向另一方提供活动、过程和结果,双方经过协商后达成的一致意见。它以书面或口头的形式规定有关各方之间权利和义务。对病理实验室而言,服务协议可以是双方签署的病理检查委托书、服务协议书、病理检查工作计划方案和书面、电话或口头形式达成的有文字记录的病理检查要求,如病理检查申请单、样品采集手册、标本留存时间、病理检查报告时间等,其内容和格式都应该是以服务协议形式出现。

## 二、服务协议的职责及权限

实验室负责人负责组织服务协议的评审,负责服务协议的签署及服务协议的修改,并负责将修改后的内容或出现的偏离通知实验室服务对象,做好与实验室服务对象的沟通、协调。各专业组负责签订后相关服务协议的实施。

## 三、服务协议的内容

实验室服务协议可分为常规服务协议和非常规服务协议两类。常规服务协议是指实验室现在已经作为常规开展的病理检查项目的服务协议,此类服务协议通常以病理检查项目、检查方法、样品要求、病理检查申请表、病理报告书、检查周期、非预期结果和特殊病例(如国家规定必须上报的传染病)、知情同意书等形式表现。除此之外的其他服务协议均属非常规服务协议,非常规服务协议可以委托单形式表现,必要时也可以专项服务协议的形式表现。

## 四、服务协议签署的形式

实验室与实验室服务对象通过各种方式讨论达成一致内容的服务协议草案。

实验室与其他实验室通过各种方式讨论达成一致内容的委托病理检查服务协议草案。

实验室在制订协议书范本前,应先落实以下方面的问题:

(1)实验室落实各项目在技术能力、结果准确、出报告时间上的合理性和可行性。

(2)落实标本和报告单收送人员的时间安排。

(3)与实验室服务对象签订书面协议时,如与服务协议要素相符合,由实验室予以确认;如服务协议要素所规定的样本的状态及病理检查方法不符,或条款有增减时,则由质量主管填写《服务协议评审单》,交实验室主任组织评审是否能满足实验室服务对象的要求。《服务协议评审单》各方代表各保存一份。

## 五、服务协议评审和签订

对常规服务协议,在签订前,实验室内部应对其现在提供的全部服务,诸如病理检查方法、病理检查申请单和病理检查报告单的格式,样品采集说明,病理检查周期,临床危急值报告,病理检查后标本的保存期限等,就现有的人力、物力、资源、准确度、标准是否能满足要求。进行一次总的评审,确保所签订的服务协议合理、合法和具有可操作性,使双方的责任得到明确,审核后与实验室服务对象代表签订。并用适合的格式或条款以一定的形式发布。

## 六、其他

服务协议签署的内容可有多种,具体可通过医务处协商、定期临床—病理沟通会进行,并对服务对象的相关要求及内容进行总结,并同临床医师—病理科对某一项目达成一致共识,后续进行流程、方法的具体规定。

**附:XX 医院病理科服务协议**

XX 医院病理科本着科学公正、精准及时、持续改进、人文创新的质量方针,为 XX 医院提供完善的病理检查服务,现就乙方向甲方提供医学病理检验服务的具体事项达成以下协议。

第一部分:合作内容

(1)乙方向甲方提供临床病理检查服务,尽力满足甲方临床医生的病理检查需求,协助甲方不断增强医疗服务水平和能力、扩大医疗服务范围、提高专业水平。

(2)双方根据需要,不定期地进行专业信息交流。交流的方式可以是:专题学术讲座和研讨会、资料共享、多学科协作等。

(3)如果甲方有科研方面的病理检查需求,双方可针对具体项目单独洽谈科研合作协议。

第二部分:病理检验项目

(1)乙方向甲方提供病理检查项目汇编,甲方可以在乙方提供的病理检查项目汇编中自由选择所需要的服务项目。

(2)乙方病理检验项目的增减和变化(包括检验方法、标本要求、报告时间、收费标准等)将及时书面通知甲方。

(3)为了确保服务的可靠性,甲方送检以前未做过或长时间未做过的病理检验项目时,应该事先和乙方电话确认项目可以提供之后再留取检验标本。

(4)对于乙方项目汇编中没有的项目,如果甲方有检验要求,可以向乙方相关技术人员咨询,乙方将努力配合甲方寻求解决方案。乙方获得解决方案后将通知甲方;如果甲方有特殊需求,乙方可以协助甲方寻求第三方检验服务。根据具体情况,乙方将酌情收取服务费用。

第三部分:服务流程

(1)乙方向甲方提供的服务具体包括:出具病理报告,包括细胞病理学检查、组织病理学检查、免疫组化检查、分子病理学检查,及其他凭证的交接、病理检验项目临时变化等。

(2)乙方向甲方提供的服务及流程在乙方的《样本采集手册》及《检查项目手册》中详细规定,乙方的《样本采集手册》及《检查项目手册》作为本协议的附件。

第四部分:检验结果报告的发放

(1)乙方向甲方提供的病理检查结果以纸质版或电子版两种形式发放。

(2)甲方确保接收到纸质版报告后签字确认。

(3)如出现甲方对乙方结果有疑问时,双方承诺及时沟通,共同解决争议。

# 第七节　风险管理

## 一、风险管理的定义

风险管理是指如何在一个肯定有风险的环境里把风险可能造成的不良影响降至最低的管理过程。

## 二、风险评估的目的

对已识别的危险源严重程度进行分级，评估风险的可容许性，确定风险等级，确定需要制订目标，管理方案加以控制的危险源，根据风险分级结果有针对性地采取风险控制措施。

通过风险评估，决策者及有关各方可以更深刻地认识那些可能影响组织目标实现的风险以及现有风险控制措施的充分性和有效性，为确定最合适的风险应对方法奠定基础。风险评估的结果可作为组织决策过程的输入。

风险评估是由风险识别、风险分析及风险评价构成的一个完整过程。该过程的开展方式不仅取决于风险管理过程的背景，还取决于开展风险评估工作所使用的方法与技术（图 1－13）。

在 GB/T 27921—2011 风险管理—风险评估技术中，对风险评估相关工具进行了详细的阐述。

## 三、风险评估时机及频率

原则上风险评估管理在内审后进行，每年一次，但当病理科质量体系发生重大变化或出现重要情况如发生重大事故、组织机构或人员发生重大变化、发现工作中质量体系不能有效运行等时，可随时进行风险评估，必要时可增加风险评估次数，时间由实验室负责人指定。

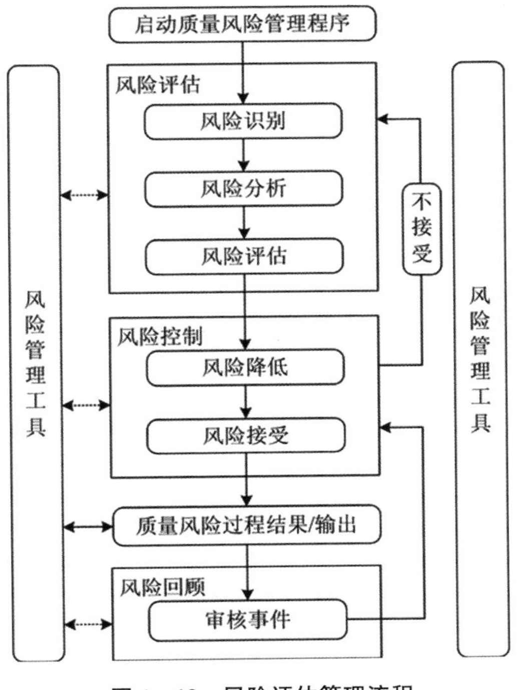


**图 1－13　风险评估管理流程**

## 四、成立风险评估管理小组

由科室主任授权成立由质量管理、技术管理、教学管理及安全管理等相关人员组成的质量风险评估小组。

## 五、风险评估的范围

需要指出的是，风险评估覆盖实验室全部要素的方方面面的内容，如质量管理体系要素，各个技术要素、信息管理系统，而不仅仅局限于生物安全风险评估。在实验室质量管理体系构建初期，也可按照 ISO15189 认可规则和准则条款进行风险识别及评估过程。

## 六、风险评估程序

以失效模式及影响分析(failure mode and effect analysis,FMEA)模型为例。

1. 风险评估工具

(1)失效模式及影响分析(表1-28)。

确定风险的因素:严重性(S)、可能性(P)、可检测性(D)。

FMEA排列标准如下。

**表1-28 失效模式及影响分析(FMEA)评分**

| 评分 | 风险出现的可能性 | 结果的严重性 | 风险的可识别性 |
|---|---|---|---|
| 5 | 几乎不能避免 | 会导致巨大损失,出现法规风险 | 风险不易发现或危害已经爆发后必须专项检查才能发现 |
| 4 | 经常会出现 | 会出现较大损失,出现不良信誉 | 内审、排查时才能发现 |
| 3 | 偶尔会出现 | 会出现较小损失,造成不良影响 | 日常检查就能发现 |
| 2 | 非常少的出现 | 会出现微小损失,不会造成不良影响 | 很快能发现 |
| 1 | 基本不可能出现 | 几乎不产生损失 | 即时能够发现 |

(2)失效模式及影响分析评分(表1-29)。

**表1-29 失效模式及影响分析矩阵**

| 风险得分 | 风险等级 | 行动 |
|---|---|---|
| 40~60 | 高 | 此为不可接受风险。必须尽快采用控制措施,通过提高可检测性及降低风险产生的可能性来降低最终风险水平。验证应先集中于确认已采用控制措施且持续执行 |
| 20~39 | 中 | 此风险必须此风险要求采用控制措施,通过提高可检测性及(或)降低风险产生的可能性来降低最终风险水平。所采用的措施可以是规程或技术措施,但均应经过验证。适当地降低至尽可能低 |
| 1~19 | 低 | 考虑费用和收益,此风险必须适当地降至尽可能低 |

风险评估由管理者代表组织受训合格人员实施，针对每一已识别的危险源，判定其发生的可能性及其伤害严重程度，将判定得分结果填入“危险源评估表”。

本年度内审不符合项及日常质量监督不符合项、有效投诉等按照不符合项处理流程后，应纳入风险评估因素进行再评估。

2. 对于风险等级为高级的危险源，应列入“重大危险源清单”并依纠正与预防措施的要求采取整改方案。

3. 风险控制措施的途径可采取以下一种或多种。

(1) 目标、管理方案的执行。

(2) 运行过程控制。

(3) 应急准备与响应计划的落实。

(4) 人员培训。

(5) 安全设备的导入。

4. 一般情况下，风险控制措施应优先考虑消除风险（如可行时），再考虑降低风险（降低其可能性及其严重程序），最后考虑采取个体防护或应急方案等（表 1－30）。

**表 1－30　某医院病理科风险评估—2019 年**

| 序号 | 风险环节 | 问题描述 | 存在风险 | 严重程度 | 发生概率 | 风险得分 | 可接受性 | 纠正与预防措施 | 措施完成情况 |
|---|---|---|---|---|---|---|---|---|---|
| 1 | 实验室设计 | 实验室设备仪器多而杂,放置不当,工作人员较多,容易引起拥挤,造成标本破损、试剂侧翻、实验室整体环境质量差 | 潜在存在影响正常实验操作和人员健康的危险 | 4 | 4 | 16 | 不可接受 | 根据实际需要合理规划实验室,在实验室内进行合理的分区。 | 完成 |
| 2 | 组织和管理 | 实验室员工缺乏保护患者信息的意识 | 泄露病人检查结果,造成医疗纠纷,造成投诉 | 5 | 1 | 5 | 中等接受 | 加强员工伦理教育培训,维护患者信息的保密性 | 完成 |
| 3 | 设施和环境 | 设施损坏或故障 | 影响人员使用,并造成空气污染、噪声过大等安全问题 | 3 | 3 | 9 | 中度接受 | ①定期检查维护各项设施;<br>②定期进行甲醛、二甲苯检测 | 完成 |
| 4 | | 电路系统老化 | 产生的电火花引起的火灾 | 5 | 1 | 5 | 中度接受 | ①配备灭火器等消防器材,确保其在有效并在可控制的范围内;<br>②养成良好的习惯,下班及时关闭不用的电脑 | 完成 |

（续表）

| 序号 | 风险环节 | 问题描述 | 存在风险 | 严重程度 | 发生概率 | 风险得分 | 可接受性 | 纠正与预防措施 | 措施完成情况 |
|---|---|---|---|---|---|---|---|---|---|
| 5 | 设施和环境 | 环境温湿度的失控和设备温度失控 | 机器不运转 | 1 | 2 | 2 | 可接受 | ①监控实验室的温湿度；②在自然温度无法达到要求时需要控制空调来使室内温度达到实验室要求，并定期查看空调工作状态 | 完成 |
| 6 | 实验装备 | 仪器设备过于陈旧，导致散热不畅、使用不便等情况 | 可能存在火灾、人员误伤等潜在危险 | 5 | 1 | 5 | 中度接受 | 每月进行安全督查 | 完成 |
| 7 | 人员防护 | ①防护用具不足 ②人员防护意识差，操作不当 | 容易造成人员感染和意外伤害 | 3 | 3 | 9 | 中度接受 | ①定期培训人员防护知识；②常备应急处理装备；③实验室备有相应的冲淋装备；④穿工作服、戴一次性防护手套、当手污染时或摘除手套时应洗手 | 完成 |
| 8 | 人员管理 | 员工培训不到位或不及时，影响对岗位风险的认识 | 影响实验室安全和检测结果 | 3 | 2 | 6 | 中度接受 | ①加强工作人员对岗位风险隐患和对自身安全风险的认识；②定期对员工进行岗位职责培训；③每年对员工进行表现评估 | 完成 |

（续表）

| 序号 | 风险环节 | 问题描述 | 存在风险 | 严重程度 | 发生概率 | 风险得分 | 可接受性 | 纠正与预防措施 | 措施完成情况 |
| --- | --- | --- | --- | --- | --- | --- | --- | --- | --- |
| 9 | 安全检查 | ①因日常检查不及时或监督不到位，安全隐患不能及时发现和整改<br>②工作人员缺乏基本安全意识，工作前不能有效检查其设备或试剂等的安全现状<br>③缺少对消防、水电、洗眼或冲淋装置的定期检查，不能及时发现此类设备设施的故障 | 容易造成安全事故的发生和扩大 | 4 | 2 | 8 | 中度接受 | ①每天进行安全监督检查；<br>②提升员工安全意识，入职即要求养成良好的日常检查习惯；<br>③对消防、水电、洗眼或冲淋装置的定期检查；<br>④定期检查防护装备及急救用品；<br>⑤意外伤害及安全事故及时记录 | 完成 |

（续表）

| 序号 | 风险环节 | 问题描述 | 存在风险 | 严重程度 | 发生概率 | 风险得分 | 可接受性 | 纠正与预防措施 | 措施完成情况 |
|---|---|---|---|---|---|---|---|---|---|
| 10 | 安全培训 | ①培训不及时，容易造成对安全风险认识不足<br>②培训不系统，容易导致培训效果不良<br>③计划的年度培训因种种原因没有进行，容易造成工作人员安全意识的降低 | 容易引起安全事故的发生 | 4 | 2 | 8 | 中度接受 | ①每年进行生物安全和消防安全培训；<br>②科室应急预案的培训；<br>③严格执行科室年度培训计划 | 完成 |
| 11 | 事故处理 | ①员工不清楚意外事故发生后的应急处理要求，造成感染或其他伤害没有处理<br>②日常工作人员发生的意外事故或医疗职业暴露报告或处理不及时<br>③意外事故后续的跟进不及时或没有进行后续的检查 | 容易造成安全事故的扩散和加重 | 4 | 2 | 4 | 中度接受 | ①加强员工在意外事故方面的认识和教育，提高意外事故处理的意识；<br>②针对每一件意外事故进行登记及事故处理过程的记录；<br>③加强员工的年度健康体检安全员及时跟进意外事故的调查及后续检查等工作 | 完成 |

（续表）

| 序号 | 风险环节 | 问题描述 | 存在风险 | 严重程度 | 发生概率 | 风险得分 | 可接受性 | 纠正与预防措施 | 措施完成情况 |
|---|---|---|---|---|---|---|---|---|---|
| 12 | 仪器设备 | 使用不合格仪器设备（如存在电气安全隐患、离心机旋钮未上紧、铁皮包边或螺丝边缘锋利） | 导致人员触电受到伤害或发生火灾 | 3 | 2 | 6 | 中度接受 | 应定期检查和维护仪器设备 | 完成 |
| 13 | 仪器设备 | 工作人员对仪器设备操作不当 | 工作人员机械损伤的人身伤害 | 3 | 2 | 6 | 中度接受 | ①对员工进行仪器使用前培训；<br>②严格执行仪器的作业指导书 | 完成 |
| 14 | 防护用具的使用 | ①手污染造成感染性物质的食入<br>②对防护用具使用操作不当会造成皮肤和眼睛的接触感染<br>③个人防护装备未彻底消毒造成污染 | 容易引起人员感染 | 3 | 3 | 9 | 中度接受 | ①养成良好的工作习惯；<br>②按要求洗手；<br>③个人防护装备应定期消毒；<br>④本室准备生理盐水、碘伏、酒精、棉签等 | 完成 |

（续表）

| 序号 | 风险环节 | 问题描述 | 存在风险 | 严重程度 | 发生概率 | 风险得分 | 可接受性 | 纠正与预防措施 | 措施完成情况 |
|---|---|---|---|---|---|---|---|---|---|
| 15 | 外来人员 | ①外来参观人员存在接触实验室危险区域和危害物品的可能<br>②仪器和设备工程师、维修人员存在不安全的操作行为 | 造成安全事故的发生 | 3 | 2 | 6 | 中度接受 | ①加强外来人员的管理介绍工作，并做好外来人员的登记；<br>②实验室人员要加强对外来工作人员的安全操作说明，并按需进行提醒和监督 | 完成 |
| 16 | 危险化学品 | 实验室中有酒精等危化品 | 易发生火灾、爆炸、人员中毒 | 5 | 2 | 10 | 中度接受 | ①购入危险品柜；<br>②按照危化品管理制度管理 | 完成 |
| 17 | 电气设备 | ①使用不合格电器设备<br>②工作人员对实验室电器设备操作不当 | 易对工作人员造成伤害和发生火灾 | 4 | 2 | 8 | 中度接受 | 应定期检查和维护电器设备 | 完成 |
| 18 | 消防设备 | 消防设备过期或使用不当 | 造成意外伤害 | 5 | 2 | 10 | 中度接受 | ①每年进行消防安全的培训；<br>②定期检查消防设备；<br>③加强应急演练、熟悉安全通道、灭火器的用法 | 完成 |

（续表）

| 序号 | 风险环节 | 问题描述 | 存在风险 | 严重程度 | 发生概率 | 风险得分 | 可接受性 | 纠正与预防措施 | 措施完成情况 |
|---|---|---|---|---|---|---|---|---|---|
| 19 | 文件控制 | 针式打印机打印、铅笔填写、存放环境、老鼠啃咬、失火、受潮 | 记录损坏、变质 | 1 | 2 | 2 | 可接受 | ①需长久留存文件可用激光打印机打印,必要时拍照或扫描成电子文档保存;<br>②记录由相关执行人员用圆珠笔或签字笔填写;<br>③存放环境保持阴凉、干燥、避光,定期进行防鼠、灭鼠 | 完成 |
| 20 | 生物安全 | 医疗废物处理不当 | 可能导致疾病传播,影响人体健康 | 3 | 3 | 9 | 中度接受 | ①应定期分类收集处理医疗废物;<br>②对高危医疗废物应消毒灭菌处理。 | 完成 |
| 21 | 生物安全 | 尖锐物品不及时收入利器盒 | 对人员造成利器伤,可能导致经血传播疾病的传染 | 3 | 2 | 6 | 中度接受 | 对员工进行生物安全培训,了解利器伤后的处理。 | 完成 |
| 22 | 分析前样品 | 标本采集的容器错误 | 标本无法检测 | 1 | 4 | 4 | 可接受 | ①对临床进行标本采集的培训;<br>②编写《标本采集手册》 | 完成 |
| 23 | 分析前样品 | 标本采集过少 | 标本无法检测 | 1 | 5 | 5 | 可接受 | ①对临床进行标本采集的培训;<br>②编写《标本采集手册》 | 完成 |

（续表）

| 序号 | 风险环节 | 问题描述 | 存在风险 | 严重程度 | 发生概率 | 风险得分 | 可接受性 | 纠正与预防措施 | 措施完成情况 |
|---|---|---|---|---|---|---|---|---|---|
| 24 | 分析前样品 | 患者标本采集错误 | 检测结果错误 | 3 | 3 | 9 | 中度接受 | 对临床进行标本采集的培训 | 完成 |
| 25 | 仪器设备 | 检测设备质量存在问题 | 影响检测结果 | 2 | 2 | 4 | 可接受 | ①制订《仪器设备管理程序》；②仪器接收使用前做好相关的验收验证工作 | 完成 |
| 26 | 仪器设备 | 设备故障后厂家修复服务不及时 | 结果报告发放不及时 | 1 | 4 | 4 | 可接受 | 对仪器供应商服务进行严格的考核和定期评估，以作为进一步使用的依据 | 完成 |
| 27 | 检验程序 | 检验程序不稳定 | 检验结果不可靠 | 2 | 2 | 4 | 可接受 | ①尽量选用成熟的检测方法和检测系统；②对所使用的检验程序进行严格的方法验证和确认 | 完成 |
| 28 | 试剂耗材 | 试剂和耗材的质量不佳 | 影响检验质量 | 2 | 2 | 4 | 可接受 | ①对试剂和供应商进行严格的选择和评价；②所有试剂对其性能进行验证。 | 完成 |

（续表）

| 序号 | 风险环节 | 问题描述 | 存在风险 | 严重程度 | 发生概率 | 风险得分 | 可接受性 | 纠正与预防措施 | 措施完成情况 |
|---|---|---|---|---|---|---|---|---|---|
| 29 | 试剂耗材 | 试剂的供应不及时 | 结果报告发放不及时 | 1 | 3 | 3 | 可接受 | 加强试剂耗材的管理，并定期盘库，提早订货 | 完成 |
| 30 | 环境管理 | 环境的温湿度达不到要求 | 检测实验出现差错 | 1 | 3 | 3 | 可接受 | 制订文件《设施与环境管理程序》，对保存常温试剂和耗材和记录的环境进行严格的环境温湿度控制。 | 完成 |
| 31 | 人员培训 | 人员对检验操作方法不熟练 | 检验结果错误 | 2 | 2 | 4 | 可接受 | ①加强员工的技能培训，每年进行员工技能操作考核，并将其加入到员工每年的能力评估中；<br>②将作业指导书放在相应的工作场所 | 完成 |
| 32 | 人员培训 | 人员的工作态度，学习能力以及程度的不同 | 取材、检验过程出现问题 | 2 | 3 | 6 | 中度接受 | ①员工每年进行能力评估和表现评估，如评估不合格则进行再培训、再评估；<br>②按科室业务学习计划和继续教育计划让每位员工不断学习本专业相关知识 | 完成 |

（续表）

| 序号 | 风险环节 | 问题描述 | 存在风险 | 严重程度 | 发生概率 | 风险得分 | 可接受性 | 纠正与预防措施 | 措施完成情况 |
|---|---|---|---|---|---|---|---|---|---|
| 33 | 检验过程 | 病理诊断报告信息不能及时更新 | 报告结果不一致 | 5 | 1 | 5 | 中等接受 | 按科室业务学习计划和继续教育计划让每位员工不断得到本专业相关知识的学习 | 完成 |
| 34 | 结果发布 | 发报告人员经验不足 | 检验结果错误 | 5 | 1 | 5 | 中等接受 | ①制订文件《检验后过程管理程序》；②加强发报告授权签字人的检验应用能力 | 完成 |
| 35 | 信息管理 | 机器传输到电脑结果不一致 | 检验结果错误 | 4 | 1 | 4 | 可接受 | 每月进行数据传输正确性的验证 | 完成 |
| 36 | 信息管理 | 患者前后报告结果不一致 | 检验结果错误 | 4 | 1 | 4 | 可接受 | 报告系统中添加前后结果不一致的电脑提示 | 完成 |

## 参考文献

[1] ISO 22367：2020(E). Medical Laboratories-Application of risk management to medical laboratories.
[2] 杨颖，吕多加，高晓红，等.国家标准化管理委员会. 风险管理 术语(GB/T 23694—2013).[S].
[3] 崔艳武，高晓红，汤万金，等.国家标准化管理委员会. 风险管理 风险评估技术(GB/T 27921—2011).[S].

# 第八节　内部审核

《医学实验室质量和能力认可准则》对内部审核的规定实验室应按计划定期实施内部审核，以确定质量管理体系的所有活动(包括检验前、检验和检验后过程)是否：①符合本准则要求以及实验室规定要求；②已实施、有效并得到保持。

## 一、内部审核的频次及范围

正常情况下，宜在12个月内完成1次完整的内部审核，在质量管理体系建立的初期可缩短内审间隔。每年的内部审核不一定要对质量管理体系的全部要素进行深入审核，实验室可以决定重点审核某一特定活动，同时不能完全忽视其他活动。一般重点审核有变化的要素，以及上次评审的不符合项。应由具有内部审核员资格的人员审核实验室质量管理体系中管理和技术过程的表现。审核方案应考虑到过程的状态和重要性、被审核的管理和技术范围，以及之前的审核结果。应规定审核的准则、范围、频率和方法并文件化。

审核员的选择和审核的实施应确保审核过程的客观和公正。只要资源允许，审核员应独立于被审核的活动。

实验室应制订文件化程序，规定策划、实施审核、报告结果以及保存记录的职责和要求。被审核领域的负责人应确保识别出不符合时立即采取适当的措施,应及时采取纠正措施以消除所发现不符合的原因。

## 二、内部审核的策划、实施、后续纠正措施及关闭

内部审核记录和报告在CNAS-GL011实验室和检验机构内部审核指南中可查见详细介绍,下面以笔者所在医院病理科内部审核经验进行简单介绍。

在完善人员培训和文件性材料、规范实验室环境及仪器设备后,实验室需要按照《医学实验室质量和能力认可准则》《医学实验室质量和能力认可准则的应用要求》的要求,正式、有效运行质量管理体系6个月以上,在此期间需进行1次内部审核,以确定质量管理体系的所有活动是否符合准则要求及实验室规定要求。由内部审核员审核实验室质量管理体系中管理要素及技术要素。

因此在内部审核开始之前要制订内部审核计划,明确审核范围。审核范围如下:

(1)病理科领导层、各个专业组工作人员。

(2)根据ISO15189认可医学实验室管理体系建立的《质量手册》《程序文件》相关技术标准、各实验室作业指导书、各种记录表格等。

(3)病理科所属的设备、设施和场所环境。成立内审小组,并按照受审核部门的不同进行分组。受审核范围涉及科领导、质量主管、技术主管及各个专业组。内审员严格对照医学实验室的质量和能力认可准的要求,通过对被审核区域人员的当面提问、审核现场的仔细观察、审核场所记录的抽查和抽查现场作业人员操作情况多种方式,逐条审核15个管理要素、10个技术要素,并涵盖医学实验室安全、样本采集和医学伦理3个附加要求。在审核过程中,各小组均仔细填写内审检查表,评审中发现的不符合项,需评估不符合严重程度,并制作不符合项分布表及纠正措施实施进度表。

**2019年度内审实施计划(集中式审核)**

**审查目的:**检查本实验室是否按照ISO15189提供质量保证,是否按照科室质量管理体系进行日常工作;并对发现的不符合工作及时纠正,制订纠正措施和预防措施。

**审查性质:**2019年度质量管理体系内部审查。

**审查范围:**《质量手册》所覆盖的所有部门和要素。

**审查依据:**ISO15189 CL:02/A007－010;《质量手册》《程序文件》及有关文件。

**内审组:**组长 XX 副组长 XX。

**内审员:**XX、XX、XX、XX、XX、XX、XX、XX。

**审核时间:**

**文件审查时间:**2019 年 6 月。

**技术要素评审时间:**2019 年 07 月 15 日—2019 年 07 月 19 日。

**内审日程安排**

**首次会议时间:2019 年 07 月 10 日**

| 受审部门 | 负责人 | 受审范围 | 内审时间 | 组长 | 内审员 | 陪同人 |
| --- | --- | --- | --- | --- | --- | --- |
| 文件管理 | XX | CL02 4.1－4.15 | 2019 年 6 月 | XX | 各文件管理员 | － |
| 技术组 | XX | CL02 A007:5.1－5.3,5.5－5.7,技术组相关文件 | 7 月 15 日下午 | XX | XX、XX | XX、XX |
| 诊断组 | XX | CL02 A007:5.1－5.9,诊断组相关文件 | 7 月 16 日下午 | XX | XX、XX | XX、XX |
| 免疫组 | XX | CL02 A007:5.1－5.3,5.5－5.7,免疫组相关文件 | 7 月 17 日下午 | XX | XX、XX | XX、XX |
| 细胞组 | XX | CL02 A008:5.1－5.9,细胞组相关文件 | 7 月 18 日下午 | XX | XX、XX | XX、XX |
| 分子组 | XX | CL02 A009:5.1－5.9,分子组相关文件 | 7 月 19 日下午 | XX | XX、XX | XX、XX |
| 信息管理 | XX | CL02 A010,LIS 相关文件 | 7 月 22 日下午 | XX | XX、XX | XX、XX |

末次会议时间:2019 年 7 月 29 日

»»»»»»»»»»»»»»»»»»»»»»»»»»»»»»»»»»»»»»»»»»»»»»»»»»»»»»»»»»»»»»»»

本文件通知范围：　　病理科全部工作人员

**滚动式内审计划表**

| 序号 | 内审范围 | 适用要素 | 关键节点 | 主要内容 | 内审时间 | 参与人 |
|---|---|---|---|---|---|---|
| 1 | **上年度管理评审、年终总结** | | | | 1月 | 全体人员 |
| 2 | 检验前过程 | 服务协议<br>检验前过程 | 实验室检验前过程梳理、流程修订 | 标本离体时间、送检样本培训 | 2月 | 内审组、标本接收员、档案室、物流人员 |
| 3 | 人员管理 | 组织和管理责任<br>人员 | 实验室人员、授权 | 人员授权、人员档案、新员工档案及培训计划 | 3月 | 内审组、教学秘书 |
| 4 | 检验后过程/生物安全 | 检验后过程<br>生物安全 | 检验后样本的处理、生物安全 | 检验后样本的处理程序及生物安全培训 | 4月 | 内审组、安全管理员、物流人员 |
| 5 | 文件管理 | 质量管理体系<br>文件控制<br>记录控制 | 实验室文件、记录 | 实验室文件审查、文件受控、文件记录缺项 | 1月 | 内审组、文件管理组 |
| 6 | 环境、设施/消防安全 | 设施和环境条件<br>生物安全<br>消防安全 | 实验室环境、设施及消防 | 实验室内环境、设施，空气质量鉴定，消防安全培训 | 5月 | 内审组、安全管理员、保洁人员 |
| 7 | 室内质控 | 受委托实验室的检验<br>检验过程 | 实验室外送项目及室内质量控制 | 实验室科室质量管理程序、各组室内质控培训、质控指标分析 | 6月 | 内审组、各专业组组长、各组质控员 |

（续表）

| | | | | | | |
|---|---|---|---|---|---|---|
| 8 | 试剂及耗材管理 | 外部服务和供应<br>实验室设备、试剂和耗材 | 实验室试剂耗材管理 | 实验室试剂管理系统使用及培训、试剂耗材管理情况、危化品管理 | 1月 | 内审组、试剂管理组 |
| 9 | 设备管理 | 外部服务和供应<br>实验室设备、试剂和耗材 | 实验室设备管理、检定/校准 | 实验室设备档案管理、检定及校准计划、实施情况 | 2月 | 内审组、设备管理员 |
| 10 | 风险评估 | 风险评估、外部评审 | 实验室风险评估、外部评审 | 实验室风险评估、外部评审不符合项整改 | 3月 | 内审组、风险评估小组、各专业组组长 |
| 11 | 结果审核/发放、室间比对 | 咨询服务<br>结果报告<br>结果发布<br>检验结果质量的保证 | 实验室结果审核及发放<br>实验室室间比对 | 实验室内结果报告、报告审核流程及相关形式审核、临床病理沟通会、实验室室间比对计划、PT项目、自行比对项目结果回报、下年度PT项目计划 | 4月 | 内审员、报告发放人员、室间比对负责人 |
| 12 | 实验室信息系统 | 实验室信息系统 | 实验室信息系统 | 实验室信息系统升级、验证及人员授权 | 5月 | 内审组、信息管理员 |

纵观审核过程，我们各个部门围绕贯彻医学实验室质量管理体系、执行程序文件和相关规定、掌握操作细则、完善各类质量记录等方面都做了大量细致的工作，并且基本符合文件的要求。

病理科主任根据实际情况，从实验室质量管理体系完善、科室内部结构调整、环境条件优化、硬件资源合理再配置、人员招募和技能培训并授权等方面作出了科学合理的决定，对质量方针制订、质量目标的量化和体系文件架构设计和发布都进行了较为详细的安排。

质控小组在质量管理体系文件修订和组织宣传实施工作中做了大量的工作。在文件控制方面，对受控文件、质量记录的控制都进行了明确的规定，对实验室报告进行了有效控制。对不符合项和纠正措施、预防措施进行监控并及时验证，确保体系运行处于受控状态。同时在设备和试剂的采购、人力资源档案的建立和检验前期准备工作及检验过程中的质控工作等方面做了很多事情。各种质量记录清单和控制文件清单都进行分类统计，简洁明了。

技术准备方面，各专业组室进行了员工基础理论考试和上岗操作技能考评，在保证检测技术能力的前提下，对员工的上岗资格进行考试。

质量监督员能够立足技术岗位，对检测人员的现场操作情况，特别是新职工进行监督，发现了相关不符合工作，并进行纠正；对检测数据进行认真细致的核准；对工作质量严格把关。

同时，通过内部审核我们也发现了很多不足之处，如各专业组室之间仍然存在一些共同的问题和不足，也提示我们的体系在检验程序的质量保证和实验室设备这两个要素方面需要进一步修正和完善。分析不符合项产生的原因，归因于我们对本实验室的管理体系文件如《作业指导书》《程序文件》《质量手册》中部分文件还没有很好地学习、掌握、理解，在实践工作中没有得到最大限度和范围的贯彻和落实。

**附：病理科 2020 年度内部审核报告**

**2020 年度质量体系内审报告**

依据科室 2020 年度内审计划，于 2020 年 8～9 月实施了科室年度内部审核，本次内审重点对 ISO15189 的质量体系运行情况进行内部审核，现对审核及发现的问题报告如下：

（一）内审准备

1. 内审目的

(1)验证实验室管理体系符合本准则的要求。

(2)验证实验室运行持续符合自身管理体系的要求。

(3)检查管理体系是否满足认可规则和准则或其他相关规则文件的要求。

(4)验证实验室的运行持续符合管理体系的要求。

(5)检查质量手册及相关文件中的各项要求是否在工作中得到全面贯彻。

(6)为管理体系的改进提供有价值的信息,将不符合项作为管理评审和输入。

2. 内审依据

(1) ISO15189 CL:02、CL:02 - A007、CL:02 - A008、CL:02 - A009、CL:02 - A010。

(备注:2021 年 11 月 25 日开始执行 CL:02 - A001)

(2)《质量手册》。

(3)《程序文件》。

(4)《作业指导书》。

3. 审核范围

《质量手册》所覆盖的所有部门和要素。

(二) 内审实施

1. 内审组组建

本次内审由 XXX 为内审组长,病理科授权内审资质的人员 XXX、XX、XXX、XX、XX、XX、XX、XXX、XX、XX、XX 为内审员。

2. 内审实施

内审小组按内审实施计划表,根据《内部审核管理程序》编制了内审检查表,在科主任及全体工作人员的配合下,于 2020 年 8 月 6 日—9 月 10 日对病理科质量管理文件、相关记录的审核,以及对病理科实验室各工作岗位全部要素进行现场审核,汇总审核中发现的问题,在内审末次会上予以通报,并要求相关负责人对不符合项及存在的问题加以纠正。

(三) 内审结果分析

1. 内审结果

通过审核,共检查出 22 个不符合项,具体事项详见表 1 - 31。

表 1－31　内审检查不符合项情况

| 序号 | 组别 | 准则条款号 | 不符合项事实陈述 | 性质 | 建议纠正措施 |
|---|---|---|---|---|---|
| 1 | XX 组 | CL02:5.3.2.3 程序文件:BLK－PF－021 试剂和耗材管理控制程序 4.6 | 2020 年 8 月 6 日,查 XXX 内试剂标记有效期为 2019 年 12 月。 | 实施性 | 1.针对性培训。<br>2.查漏补缺,对组内进行相关整改标记工作。<br>3.按照日程限期整改。 |

2. 不符合项分析

2020 年度病理科第一次内审共开具不符合项 XX 项,其中实施性不符合 XX 项、体系性不符合 XX 项。

实施性不符合,说明质量管理体系在实施过程中存在问题,相关岗位人员没有完全按照实验室质量体系文件规定执行,需要体系管理层加强质量监督和管理,充分发挥组长、质量监督员和内审员之间相互监督的作用。另外需要进一步加强质量体系的培训和考核。

调动每个工作人员参与质量管理和质量体系的积极性,明确实验室构建质量体系的目的是全面提升实验室的管理和质量水平,才有助于质量体系的持续改进和有效运行。

要素分析(图 1－14):

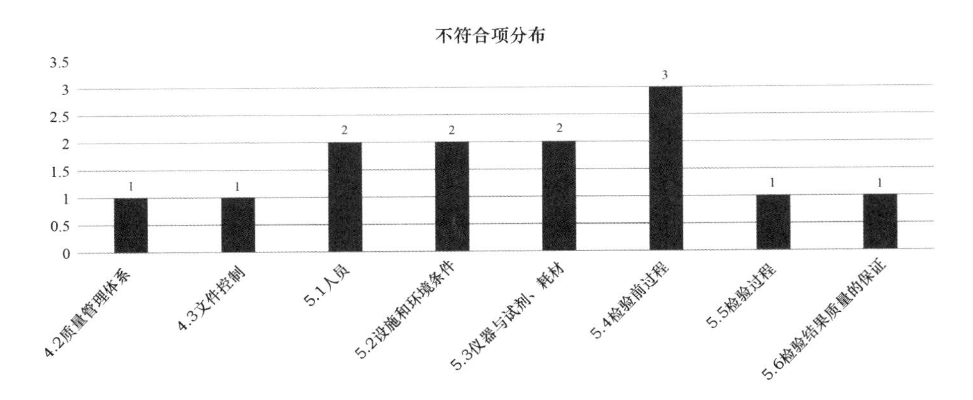


图 1－14　要素分析

分析:从要素上看,不符合项主要分布在技术要素。

组别分析图 1-15。

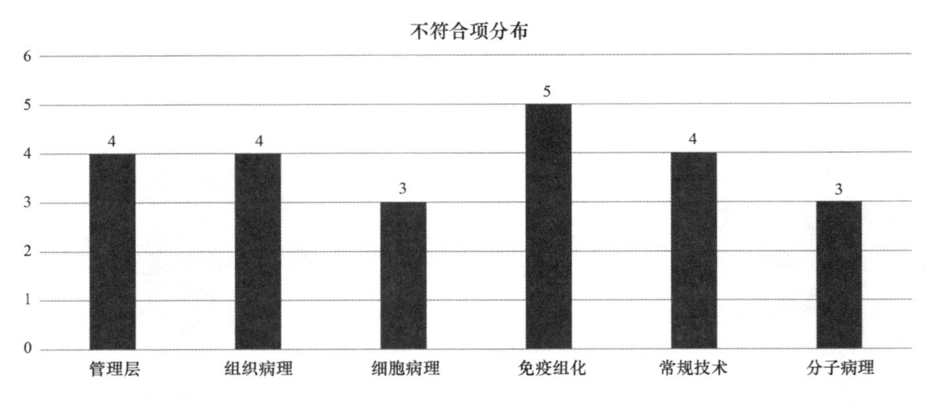


**图 1-15　组别分析**

3. 本次内审不符合及原因主要表现在以下方面

通过对发现的不符合项逐一进行分析,总结原因多数为工作执行不能到位。因此下一阶段工作的重点,首先是不断反复地学习体系中的文件和各项规定,真正做到"有令则行,有禁则止";实际操作中做到标准规范,避免工作中的随意性。其次,科室管理层应加强日常质量监督,减少不符合项的重复发生。

值得指出的是,此次内审中记录不完整情况分布组别较为广泛,牵扯诊断组、细胞组、技术组、分子组及免疫组,需要进一步加强记录管理,使日常记录作为工作常态。

通过本次内审,未发现造成重大影响的不符合项,文件管理和运行基本符合病理科实验室质量文件的规定,ISO15189 质量体系在本实验室的工作中得到了认真的贯彻执行,实验室质量管理体系能平稳运行。

本次内审结果将纳入 2020 年度管理评审。

(四) 不符合项整改

整合内审不符合项。将类似不符合项进行整改,对于较为集中的问题,由科室层面进行原因分析。聚类如下(表 1-32):

表 1-32 内审检查不符合项情况

| 序号 | 组别 | 准则条款号 | 不符合项事实陈述 | 性质 |
| --- | --- | --- | --- | --- |
| 1 | 免疫组<br>技术组<br>分子组<br>细胞组 | CL02:5.3.2.3<br>程序文件:BLK-PF-021 试剂和耗材管理控制程序 4.6 | 2020 年 8 月 6 日,现场查看特殊染色台试剂配制现用试剂标识日期为 2019 年,未见失效日期。<br>2020 年 8 月 6 日,现场查看分子组冰箱内分装试剂未见标识,且存在过期试剂。<br>2020 年 8 月 6 日,现场查看细胞组自配试剂标签使用、更换时间仍为 2019 年 11 月。<br>2020 年 8 月 6 日,现场查看免疫组 MY-BX-01 内试剂标记有效期为 2019 年 12 月。 | 实施性 |

针对内审员发现的不符合工作,各负责人进行原因分析,评估对检验结果及临床的影响,制订纠正与预防措施,并由相应的内审员依据纠正措施进行跟踪验证;在整改要求期限内完成各项不符合项工作的整改。

(五) 体系运行情况总结及有效性、符合性结论

病理科自 2017 年 5 月质量管理体系建立以来,在 2020 年 8 月按照周期完成了科室内部审核。回顾 2019 年度内部审核,不符合项已全部整改完毕。本次内审依据 CNAS-CL02:2012 医学实验室质量和能力认可准则及相关学科的应用说明的最新标准、质量手册、程序文件及作业指导书。

内审组认为,病理科实验室质量管理体系能满足 CNAS-CL02 及相关应用说明的要求,且各要素均有相关文件以支持;实验室能较好地执行各项规章制度,未发生质量安全事故;本实验室管理体系运行正常;开展的每项活动符合病理科实验室质量管理体系的要求,体系运行是有效的。

(六) 改进建议

(1)组织文件评审,对病理科文件进行相关审查,按照认可规则和准则要求、国家及行业规定及科室实际操作情况,对科室质量管理体系文件进行相关审查,查漏补缺,使科室质量体系文件更加具有实际操作性。

(2)加强科室各要素组之间的交流,取长补短,提高实验室工作的运行效率。

(3)进行记录管理相关培训,提高科室整体关于日常记录的认识及执行

情况。

(4)提高周期性质量监督,建议下一年度进行滚动性内审,便于周期性检查。

# 第九节　管理评审

## 一、《医学实验室质量和能力认可准则》对管理评审的规定

### (一) 总则

实验室管理层应定期评审质量管理体系,以确保其持续的适宜性、充分性和有效性以及对患者医疗的支持。

### (二) 评审输入

管理评审的输入至少应包括以下评估结果信息。

(1)对申请、程序和样品要求适宜性地定期评审。

(2)用户反馈的评审。

(3)员工建议。

(4)内部审核。

(5)风险管理。

(6)质量指标。

(7)外部机构的评审。

(8)参加实验室间比对计划(PT/EQA)的结果。

(9)投诉的监控和解决。

(10)供应商的表现。

(11)不符合的识别和控制。

(12)持续改进的结果,包括纠正措施和预防措施现状。

(13)前期管理评审的后续措施。

(14)可能影响质量管理体系的工作量及范围、员工和检验场所的改变。

(15)包括技术要求在内的改进建议。

### （三）评审活动

评审应分析不符合的原因、提示过程存在问题的趋势和模式的输入信息。评审应包括对改进机会和质量管理体系(包括质量方针和质量目标)变更需求的评估。应尽可能客观地评估实验室对患者医疗贡献的质量和适宜性。

### （四）评审输出

应记录管理评审的输出,包括下述相关管理评审决议和措施。

(1)质量管理体系及其过程有效性的改进。

(2)用户服务的改进。

(3)资源需求。

两次管理评审的时间间隔不宜超过 12 个月。然而,质量体系初建期间,评审间隔宜缩短。应记录管理评审的发现和措施,并告知实验室员工。实验室管理层应确保管理评审决定的措施在规定时限内完成。

## 二、以科室质量评审经验为例的简单介绍

实验室需要按照《医学实验室质量和能力认可准则》《医学实验室质量和能力认可准则在实验室信息系统的应用说明》《医学实验室质量和能力认可准则在基因扩增检验领域的应用说明》《医学实验室质量和能力认可准则在分子诊断领域的应用说明》《医学实验室质量和能力认可准则在组织病理学检查领域的应用说明》和《医学实验室质量和能力认可准则在细胞病理学检查领域的应用说明》的要求,正式、有效运行 6 个月以上,同时需进行一次质量评审。评审的目的是通过各专业组室负责人及关键岗位人员的工作汇报、实验室内部审核汇报、质控情况、服务评审汇报等来评价病理科的质量方针、质量目标,并依据 CNAS－CL02:2012《医学实验室质量和能力认可准则》要求评估实验室质量管理体系的适宜性、充分性和有效性。通过评议提出并确定各环节改进的机会和变更的需要,不断完善和改进实验室管理体系,提高病理科的服务质量。

管理评审相关的人员包括各专业组室负责人、质控小组成员、质量主管、技术主管、质量监督员、设备管理员、计算机维护员、安全管员、内审员。评审范围是 ISO15189 所有内容及实验室质量体系文件要求。

通过对以上内容的评审,对科室质量方针、质量目标和质量管理体系的适

宜性、充分性、有效性进行了评价，提出了改进建议并形成了相应的管理评审决议。

**附：2020 年度病理科管理评审报告**

主题：2020 年度病理科管理评审

评审时间：2020 年 12 月 30 日

审核目的：

评审病理科质量管理体系的适宜性、充分性及有效性，不断改善与完善质量体系，以客观方式监测与评价质量管理体系及其全部的医学服务，以确保其持续的适宜性、充分性和有效性以及对患者及临床医疗工作的支持。

地点：病理科会议室

会议主持人：XXX

会议参加人：XXX、XXX、XXX、XXX、XXX、XXX

报告分发范围：病理科全部工作人员

管理评审会议议程：

(1)科室负责人主持会议。

(2)各相关负责人对管理评审输入内容进行汇报，参会人员针对问题进行讨论、提出改进措施。

(3)病理科负责人对管理评审会议进行总结，评估体系运行的有效性、适宜性及充分性。

(4)质量主管传达本次管理评审重点工作内容。

## 一、质量管理体系现状评估结论

病理科依据 CNAS - CL02：医学实验室质量和能力认可准则(ISO15189：2012)以及“医学实验室质量和能力认可准则在病理科领域的应用说明”建立 ISO15189 质量管理体系，依据要求制订《管理评审程序》，进行管理评审是一项重要的质量活动，是由实验室最高管理层对质量管理体系有效性、适宜性和充分性进行全面检查，现从以下几个方面对管理评审进行总结。

(1)前次管理评审中出现的问题：2020 年度目标大部分完成，部分目标由于外部原因未完成，建议纳入 2021 年质量目标持续改进。

（2）对申请、程序和样品要求适宜性的调查：病理科 2020 年 1 月至 12 月因标本送检不合格病例共 XXX 例，较 2018 年度小幅下降，达到病理科质量目标标本合格率 XX%以上。对于病理申请单、固定液含量，临床病理沟通会沟通后执行。

（3）用户反馈的评审：2020 年度临床满意度及患者满意度达到质量指标，2021 年度继续观察。对于临床病理沟通会所反映内容，2021 年度可建立个人报告时间管理制度，进一步规范亚专科管理，以进一步改进。应进一步加强同临床相关科室沟通，减少可能存在的投诉倾向。

（4）员工建议：病理科质量管理体系运行以来，员工满意度在 80%上下浮动，本年度达标。2019 年度提出的意见和建议均已解决或持续改进中。内部员工满意度为 XX，刚刚超过年初所设立的质量指标。

（5）风险管理：本年度中，实验室明确了各级人员职责，制订了相关制度，严格按照生物安全规程操作，预防和杜绝不安全因素，做到组织落实、人员落实、责任落实，确保实验室生物安全，强化了人员的安全意识。2021 年继续进行科室生物安全培训，加强科室员工生物安全意识。健全每月一次的安全巡查制度，减少安全隐患。

（6）质量方针、质量目标和质量指标：2020 年的质量指标 23 个，通过评审全部达标，目前各项质量指标能够反映质量体系运行情况，且指标运行良好，需继续进行监测。有效投诉数量指标较难控制，建议 2021 年进行删减。质量指标虽整体保持科室设定，但未细致评估，建议 2021 年度进行个人质量指标优化。

（7）外部机构的评审：本年度接受外部评审 3 项次，成绩均通过。不符合项均进行整改或持续改进。

（8）内部审核：2020 年度已完成内审计划，按照 BLK－PF－014《评估和审核管理程序》，每年至少进行一次完整的内审，计划 2021 年进行科室滚动式内审，以期同 CNAS 认可相关评审及年终审查形成年中及年终均有有关质量管理活动的有效循环。为使科室更多人员参与内审工作，对内审工作进行了解，建议扩大内审员队伍。2020 年实施 1 次内部审核活动，覆盖 ISO15189 各要素，《质量手册》《程序文件》及《作业指导书》，内审共发现 X 个不符合项，各不符合项限期整改完毕。进行内审计划编写。

(9)参加实验室比对的结果:2020 病理科参加国家、省、市的室间比对检测,质评结果合格率满足质量目标的规定。对国家、省、市质控中心未覆盖的免疫组化及分子检查项目,联合相关医院进行室间比对替代方案,质评结果合格率符合质量目标的规定。所有比对结果均可接收。书写 2021 年能力验证及室间比对计划,按年度计划进行。

(10)投诉的监控和解决:2020 年度,共收到投诉 X 例,按照科室投诉管理程序,其中有效投诉 X 例(院外 X 例,院内 X 例),无效投诉 X 例。2021 年本实验室将继续加强员工服务意识的培训,坚持"以患者为中心"的服务理念,为患者和临床提供高效优质的服务。2021 年度需加强沟通管理程序培训,对低于科室报告质量指标情况进行分析及整改工作。

(11)供应商的表现以及评价报告:2020 年度供应商整体运行较好。经考核与评估供应商和服务商满足实验室需求,无不合格的供应商,合格率 100%,可以继续选用。

(12)不符合项的识别和控制、纠正措施、预防措施:2020 年科室内不符合项共 24 项,已全部整改完毕。

(13)文件管理、质量体系和运作的程序:当前科室内质量管理体系可满足科室质量发展要求,2021 年度继续保持。进一步加强各要素组文件管理员沟通,保证科室文件的规范性;进一步加强对科室记录表格的核查,加强员工填写记录的监督;表格分类方面与实际工作相关联,方便员工查找,收回已填表格,更新新的表格。进一步规范并完善记录的归档过程,加强与各要素组管理员的沟通。电子化文件管理软件,具备实时更新及协作功能,方便进行管理。同时,纸质版文件在方便获取、保存等方面具有一定缺陷,逐步通过电子化文件进行替代。

(14)实验室提供服务适宜性的评审、实验室提供检测项目及临床意义的评审、申请单与报告单的评审:病理科提供的服务内容包括检测服务、咨询服务,确保临床医师及患者能够及时得到病理报告以及医护人员的咨询需求,且不断接受并主动收集来自患者、临床医护人员的建议,并持续改进,为提供更优质、全面的服务努力。针对 2020 年所进行的检测与临床服务对象的要求进行回顾性评估,病理科病理报告符合国家及行业规范,病理科将严格遵守所制订的质量管理体系，为服务对象提供公正、准确、有效的检测结果，并接受服务对象的监督与评价。2021 年度需进一步同临床进行相关沟通，满足临床需求。

(15)受委托实验室的检验：XXXX 有限公司都具有合格完成病理诊断并提供病理报告的能力，能够满足临床医护及患者需求，且本科室和受委托实验室双方可在平等互助、互惠互利的基础上合作共同发展病理检查服务，更好地促进医疗资源共享，发挥良好的社会效益。

(16)病理科资源配置的评审：2021 年度人员及设备需进行增添及引进，需建立优化绩效制度，并加强职业技能培训，以满足病理科业务需求，为临床及患者服务。

## 二、管理评审结论

1. 对质量管理体系的评价

病理科的管理体系文件基本符合 CNAS－CL02：2012《实验室质量和能力认可准则》的要求，覆盖了病理科包括所有检测场所；建立质量管理体系，依据 ISO15189 的质量管理和技术要求，适应临床患者对检测技术、质量的要求。病理科质量方针和目标在管理体系活动中得到贯彻，取得了较好的业绩；制订的方针、质量目标适用于病理科的体系运行，基本能实现质量方针、质量目标的要求，体系运行是继续适宜的、有效的。

2. 管理评审会议决议(输出)

(1)质量目标的修订：2020 年度科室规定的质量目标全部达标，有效投诉数量科室内部控制较为困难，2021 年度质量指标删除，仍然使用投诉处理率进行管理。

(2)质量监督：重点监控内审中不符合及类似不符合项的发生情况，及时制订纠正措施，在下次内审中重点审查；监督风险评估中的高风险事项。

(3)质量控制：接下来工作的重点为科室质量文件的持续性学习，加强室内质控及室间质控的相关学习；继续保持目前的检测周转时间(TURN－AROUND TIME，TAT)，在一定条件下继续提高；定期对室内质控规则的适用性进行评估。

(4)体系文件的修订和贯彻执行：依据实验室运行实际情况，由质量主管安排文件修订责任人组织相关人员讨论、修订、学习相关体系文件,达到精简性好、操作性强、规范性可的体系文件,同时深化相关人员对体系文件的理解程度与执行力度。

(5)下年度工作计划:根据本年度管理评审,经科室管理层评议将以下内容作为作为下年度工作重点目标。

①质量目标的修订(责任人:XX;预计完成时间:XX 年 XX 月)。

②室内控制(责任人:XX;预计完成时间:XX 年 XX 月)。

③体系文件的修订(责任人:XX;预计完成时间:XX 年 XX 月)。

④其他补充内容(责任人:XX;预计完成时间:XX 年 XX 月)。

批准意见:

管理评审过程有效,结论合理,全科通报,并贯彻执行。

# 第二章
# 现场评审

## 第一节　现场评审的定义

现场评审是模拟真实实验室质量管理体系的运作，进行评审。由 CNAS 评审小组的专家，根据技术领域或要素分工，对被评审的实验室进行评审，通常采取的方法有现场观察、现场试验、查阅文件及记录、座谈、现场提问、查阅实验室参加能力验证的情况等多种方式，对被评审实验室的组织机构所建立的质量管理体系运行情况、申请认可项目的技术能力等，对各准则要素逐条进行评审。

## 第二节　现场评审的准备

医学实验室在向 CNAS 官方网站 www.cnas.org.cn 提交评审申请后，认可委相关处室审核是否符合受理条件，由项目负责人安排文审，文审建议“实施现场评审”后，通过审核后，项目主管选择评审组，确定评审时间及起草评审通知。评审通知（图 2－1）的内容包括：评审依据、评审范围、任务编号、时间安排、评审组信息、评审费用等，具体如下。

认可委秘(检)[XXXX]ML XXX 号

关于对 XXX 医院病理科进行医学实验室复评评审的通知

XXX 医院病理科：

根据中国合格评定国家认可委员会（CNAS）的有关规定，决定对你单位进行医学实验室现场评审。现将有关事项通知如下：

一、评审依据

CNAS-CL02：2012《医学实验室质量和能力认可准则》

CNAS-CL02-A007：2018《医学实验室质量和能力认可准则在组织病理学检查领域的应用说明》

CNAS-CL02-A008：2018《医学实验室质量和能力认可准则在细胞病理学检查领域的应用说明》

CNAS-CL02-A009：2018《医学实验室质量和能力认可准则在分子诊断领域的应用说明》

CNAS-CL02-A010：2018《医学实验室质量和能力认可准则在实验室信息系统的应用说明》

**其他**相关认可规则文件

二、评审范围

全部要素,申请认可的全部技术能力

三、任务编号

MLXXX

四、时间安排

报到时间：XX 年 XX 月 XX 日下午

评审时间：XX 年 XX 月 XX 日上午 至 XX 年 XX 月 XX 日下午

五、评审组名单

| 组长 | XXX | 主任评审员 | Tel:XXX | XXX |
|---|---|---|---|---|
| 组员 | XXX | 技术评审员 | Tel:XXX | XXX |
| 组员 | XXX | 技术评审员 | Tel:XXX | XXX |
| 组员 | XXX | 技术评审员 | Tel:XXX | XXX |

六、评审费用

评审费用见委员会秘书处随后发出的收费通知。此外，评审组成员在评审期间的食宿、差旅费用均由贵实验室承担，评审劳务费由 CNAS 支付。

**七、其他**

评审结束，请登录 CNAS 网站评审人员评审现场状况调查专栏下载《实验室/检验机构评审人员评审现场状况调查表》，填写后反馈 CNAS 评审员处。

特此通知

XXX 年 XX 月 XX 日

附：实验室地址及联系人：

| 地　址： | XXX | | |
|---|---|---|---|
| 联系人： | XXX | 电　话： | XXX;XXX |
| 邮　编： | XXX | 传　真： | |

抄送：评审组各成员

**图 2－1　医学实验室复评评审的通知**

此时实验室需要做现场评审前的最终准备。例如纸质文件均打印并装订成册,提前准备好首次会议中实验室介绍的PPT,将评审时所需的各项检查表整理、排列、归类。每位评审专家配备一位陪同人员,该陪同人员需熟悉该评审专家所负责评审的要素及技术领域,负责现场评审时的解答及记录评审时出现的相关问题,并协助医院和科室内部的引导、接送以及联络工作;评审组长会提前向实验室发布现场评审日程表,实验室可根据日程表安排提前准备现场评审所需的材料、相关人员、专用办公室等,并做好无线网络支持。

现场评审一般为期3天,评审组包括一名组长及多位组员。组长负责管理体系的评审,并全面负责现场评审工作,组员一般按组织病理、细胞病理、免疫组化、分子病理、LIS、生物安全等技术领域或要素分工。

## 第三节 首次会议

评审首日上午召开首次会议,实验室科主任及管理体系负责人、相关部门负责人、管理体系其他人员及评审组成员参会并填写CNAS-WI14-01-02《现场评审会议签到表》(表2-1)签到。实验室在填写CNAS-WI14-01-02《现场评审会议签到表》、CNAS-PD14-22《合格评定机构廉洁自律声明》(图2-2)等文件时,需注意所用表格是否为现场评审最近发布的版本。首次会议可能涉及的内容有。

(1)介绍评审组成员,宣布评审组成员分工。

(2)明确评审的目的、依据、范围和将涉及的部门(岗位)、人员。

(3)明确评审日程。

(4)强调评审的判定原则及评审采用的方法和程序要求。

(5)强调公正客观原则,并向实验室做出保密的承诺,宣读《现场评审人员公正性、保密及廉洁自律声明》(图2-3)。

(6)阐明评审对双方的风险,如评审的局限性、时限性、评审发现的代表性等问题。

(7)澄清有关问题,明确限制条件(如洁净区、危险区等)。

表 2-1　现场评审会议签到表(需使用现场评审最近发布的版本)

CNAS-WI14-01/02-C/0

任务编号：MLXXX

## 现场评审会议签到表

| 被评审方名称 | XX 医院病理科 | | | | |
|---|---|---|---|---|---|
| 会议名称 | □首次会议 | □末次会议 | □座谈会 | | |
| 时　间 | ______年____月____日 | ______时______分 | | | |
| 被评审方人员 | | | | | |
| 签　名 | 职　务 | 签　名 | 职　务 | 签　名 | 职　务 |
| | | | | | |
| | | | | | |
| | | | | | |
| | | | | | |
| | | | | | |
| | | | | | |
| 评审组人员 | | | | | |
| 签　名 | 评审职务 | 签　名 | 评审职务 | 签　名 | 评审职务 |
| | | | | | |
| | | | | | |
| | | | | | |
| | | | | | |
| 列席人员 | | | | | |
| 签　名 | 单位 | | 职务/职称 | | |
| | | | | | |
| | | | | | |
| | | | | | |

CNAS-PD14/22-C/0

## 合格评定机构廉洁自律声明

本机构做到了：

1. 未给予 CNAS 评审人员及观察员任何费用，包括有价票证、礼品券（因本次评审所发生的交通费用报销除外）；
2. 未给予 CNAS 评审人员及观察员礼品；
3. 未安排过度的接待，包括食宿、旅游和其他娱乐活动；
4. 未为评审人员和观察员在评审期间的就餐安排饮酒；
5. 未为评审人员和观察员的任何亲友做任何接待安排；
6. （适用时）未接受评审人员及观察员任何不符合上述规定原则及国家有关廉政规定的要求，并向 CNAS 做了反映。

本机构保证上述声明的真实性，如有虚假内容，愿意接受被 CNAS 中止认可、暂停或撤销认可资质等处理决定。

合格评定机构法定代表人/被授权人签名：

合格评定机构盖章：

年　　月　　日

第1页　共1页

**图2－2　合格评定机构廉洁自律声明(需使用现场评审最近发布的版本)**

CNAS-PD14/10-C/0

任务编号：MLXXX

## 现场评审人员公正性、保密及廉洁自律声明

（评审组需在首次会议上公开宣读）

一、概　况：

1．被评审机构名称：

2．评审类型：□初次评审　□监督评审　□扩大认可范围　□复评审

3．评审日期：

二、声明承诺事项：

1．本人自愿参加此次现场评审工作，并已知晓有关工作内容、要求及规定；

2．本人及所在组织未与该被评审机构发生直接的行政、经济、商务及其他利益关系；

3．本人及所在组织未向该被评审机构提供过与认可活动有关的咨询服务；

4．本人承诺：

a)以客观、公正和科学、严谨的态度从事评审工作；以事实为依据、认可准则和认可要求为准绳实施评审活动，不徇私舞弊。如实上报评审结果，对相关情况不隐瞒、不漏报。

b)未经许可，不泄露在评审过程中获得的被评审机构相关信息；不泄露 CNAS 尚未公布的信息。

c)严格按照评审程序实施评审，不擅离职守或擅自缩减评审内容、过程和时间；

d)不利用评审工作便利为个人和他人谋取不正当利益；

e)不收取被评审方提供的任何费用（因本次评审所发生的交通费用报销除外）；

f)不从事任何营利性活动，如对被评审机构进行咨询、培训或推销等活动；

g)不接受被评审方赠送的礼品、有价证券和安排的宴请、旅游、娱乐活动；

h)不向被评审方报销应由个人支付的费用；

i)不在评审工作期间饮酒；

j)本人对所承担的评审结果负责，并愿意承担因工作失误而引发的法律连带责任；

k)如违反评审工作的有关要求、规定及本声明中的内容，本人自愿接受 CNAS 依据相关规定做出的处罚。

三、其他：

已通知机构登录 CNAS 网站“评审人员评审现场状况调查专栏”，下载《实验室/检验机构评审人员评审现场状况调查表》，填写该表并及时反馈 CNAS 评审员处。

四、声明签署人：

| 序号 | 签　名 | 日　期 | 序号 | 签　名 | 日　期 |
|---|---|---|---|---|---|
| 1 | | | | | |
| 2 | | | | | |
| 3 | | | | | |
| 4 | | | | | |

第1页　共1页

图 2－3　现场评审人员公正性、保密及廉洁自律声明(需使用现场评审最近发布的版本)

(8)请实验室为评审组配备陪同人员，确定评审组的工作场所及所需资源，如必要的办公和个人防护设备等。

(9)实验室负责人介绍实验室概况和主要工作人员及实验室质量管理体系建立、运行及认可准备工作情况。

## 第四节 现场观察

首次会议后,评审组将参观实验室有关现场,了解实验室布局、检验流程、关注实验室设施与环境条件、关注实验室设备分布以及与申报一致性,实验室负责人及管理体系负责人需对评审组进行介绍和讲解。现场观察可统一进行,也可分组或分专业领域进行。

在现场观察时,发现部分实验室的上墙文件如展示栏、告患者书等管理体系内文件,未按文件控制的要求进行管理,存在漏洞。这也是实验室在评审前需自查的内容。

## 第五节 现场评审

随后各评审专家根据《现场评审日程表》,分别对自己评审领域进行现场评审。包括认可规则、认可准则、实验室管理体系文件(包括《规章制度》《质量手册》《程序文件》《作业指导书》等)、检验(检查)标准/方法和(或)校准规范/方法等,对实验室的各项管理和技术活动进行评审。组长的评审内容为管理要素,可提前从 CNAS 官方网站下载 CNAS - PD14 - 16 - 09D1《医学实验室质量和能力认可准则和应用要求》核查表,提前做好准备工作,及时向组长提供详实的材料,并对提出的问题解答和记录,听取组长的建议,后续要对于发现的不符合项举一反三。

其他评审组员会依据 CNAS - CL02:2012《医学实验室质量和能力认可准则》、CNAS - CL02 - A001:2021《医学实验室质量和能力认可准则的应用要求》、CNAS - PD14 - 16 - 09D1《医学实验室质量和能力认可准则和应用要求》

核查表等分别评审，此处仅列举部分评审依据，各实验室需查看本次评审的评审依据。

## 一、对实验室管理体系运行时间的要求

对初次申请认可的实验室，其管理体系应已运行 6 个月以上，且进行过完整的内审和管理评审。对于初次评审的实验室，当实验室提交的有效版本的质量管理体系文件不是第一版，且运行时间不足 6 个月时，需审查其前版质量管理体系文件的运行记录。现场评审时，实验室的质量管理体系运行 12 个月以上的，可审查 12 个月内体系运行的记录。

## 二、能力验证/实验室间比对的评审

评审组会对实验室是否满足 CNAS 承认的能力验证活动和频次进行评价。对于初次认可和扩大认可范围，合格评定机构申请认可的每个子领域应至少参加过 1 次能力验证，实验室申请认可和获准的每个项目年至少参加 2 次能力验证活动。具体要求见 CNAS－RL02《能力验证规则》。

需注意，现场评审时可能会发现实验室参加能力验证的情况不符合 CNAS－RL02：2010《能力验证规则》要求，即使开具不符合项也无法在整改完成期限内完成。如果是监督评审，实验室整改需要提交参加能力验证的工作计划，该计划应满足 RL02 的要求即可认可整改关闭，在下次复评审时再进行重点关注。如果是复评审，无法在整改期限内完成，或不能取得满意结果，则相关项目不予推荐认可。因此，为避免此项情况发生，实验室在评审前就应特别关注此项要求。

评审组会将结果填入《能力验证/实验室间比对核查表》，实验室需要准确提供该表的信息及记录。但实际评审过程中发现，实验室对“能力验证计划提供者（PTP）”及“实验室间比对组织方或比对方”混淆不清。“能力验证计划提供者（PTP）”可从 CNAS 官网中查询到，依次点击“能力验证专栏”“能力验证提供机构清单”“CNAS 认可的能力验证提供者”，通过“机构名称”或“样品、项目/参数”等查询参数即可查到。

## 三、现场试验

依据实验室申请认可的能力范围，评审员会在每个专业领域选取代表项目进行现场试验。现场试验尽可能利用实验室正在进行的检验（检查）活动，也可以采用实验室留样进行重复检验（检查）；现场试验可采用设备比对、人员比对、人员能力考核（如血液、体液、病理的形态学考核、影像专业人员考核）、留样再测、标准操作考核等试验方式。对于耗时较长的现场试验，可采用现场演示的方式对实验室的技术能力进行评价。

现场试验时，评审员会跟踪关键试验过程，注意观察试验设备和试验环境，对照试验用操作文件进行核查，并就相关技术问题对试验人员进行提问。

应依据各专业应用说明附录的要求、行业公认要求以及实验室声明的性能指标判定试验结果，不符合要求的检验（检查）项目应要求实验室分析原因或采取措施；如果可行，可在现场评审期间或整改期限内安排重复试验一次，如仍不符合要求，则对该检验（检查）项目不予确认。

CNAS 没有关于现场试验项目的数量和比例的要求，只是要求要覆盖所有的方法、设备、人员等，现场试验选择的具体要求，在 CNAS - WI14《实验室认可评审工作指导书》中有规定。现场评审中，现场试验项目的选择应考虑以下几点：①覆盖面：尽可能覆盖实验室的全部检测领域、关键仪器设备和方法、原理、主要标准及典型参数；②侧重点：在有限的评审时间内，现场试验应尽可能安排新增项目、方法变更项目、能力验证不满意项目、较少开展检测的项目、行业关注度高的项目、有风险的项目等。并应侧重考核新进检测人员。③数量：考虑以上原则选取的现场试验项目，评审员应合理安排评审时间确保每个现场试验项目。

评审专家的现场试验没有固定的方式，简单列举一下可能的现场试验方式。

①组织病理的现场试验：抽取部分档案片，涵盖申请认可的检查项目所涉及的每一个系统，请诊断医生做出诊断，评价诊断一致性；现场考核技术员的制片技术如包埋、切片、染色等，对制片结果进行评价。此外，由于大部分病理实验室的授权签字人为组织病理诊断医生，部分评审专家会提供与被评审实验室

申请认可领域相关的典型病例切片供授权签字人进行诊断能力的考核,评价诊断一致性。

②细胞病理的现场试验:抽取部分档案片,涵盖申请认可的检查项目所涉及的每一个系统,阳性片为主,请诊断医生做出诊断,评价诊断一致性;现场考核技术员的制片技术如涂片、液基机器操作、染色,对制片情况进行评价。对于流式细胞学的现场试验,提前留取样本,技术员现场样本制作并评价,诊断医生对结果判定并比较一致性。

③免疫组化的现场试验:现场考核技术员的免疫组化染色技术,评价染色效果;抽取部分档案片,请诊断医生判读免疫组化标记的结果,评价判读结果的一致性。现场试验的免疫组化标记涵盖实验室申请认可的检查项目。

④分子病理的现场试验:提前预留标本稳定期内的标本(包括阳性和阴性标本),考核技术员的检测操作并评价,诊断医生对结果判定并比较一致性。

评审专家会依据现场试验的结果填写《现场试验/演示记录表》,实验室陪同人员需配合各评审专家填写,如提供准确填写信息,如现场试验的项目、样品类型、方法、试验设备的完整和准确的名称、试验人员、现场试验涉及的病理号等。填写时,由于部分被评审部门的记录较多,且部分记录内容相近易混淆、填错,陪同人员需帮助评审专家一同检查,以免误填、错填。

## 四、授权签字人评审

评审组对授权签字人进行考核时会重点考核其是否熟悉 CNAS 的相关要求,以及技术能力是否满足要求。对授权签字人的技术能力评审,可在现场试验或调阅技术记录的过程中同时进行,没有相应技术工作背景或不满足 CNAS 相关要求的领域不能推荐。通过资料审查、电话考核等非面试考核方式增加的授权签字人,在随后的现场评审时评审组应对其进行面试考核。

## 五、检验前、后过程的评审

在现场评审期间,一般由评审组在实验室服务的临床客户中抽样进行检验前、后过程的评审,通过观察临床医护人员的样品采集操作、样品运输以及与其进行交谈等方式,取得实验室检验前、后过程符合要求的相关证据。

评审专家会组织相关临床科室的医护座谈会,与不同临床科室以及手术室的医生、护士和工务员面对面交流座谈,了解临床科室、手术室等对病理科的工作及服务,询问临床科室、手术室以及他们所在科室的患者对病理科工作和服务项目的质量反馈意见,检查临床科室、手术室和病理科对病理申请、标本交接、报告格式及送达方式等是否达成了一致。除了了解这些相关科室对病理科的满意度,更重要的是相关科室对病理科的意见和建议,可能存在的问题等。

### 六、一个认可周期内的检测经历

现场评审时发现实验室已获认可的检测能力中,部分能力在一个认可周期内没有检测经历,如何处理?

一般情况下,如近两年没有检测/校准经历,申请时该能力不予受理,现场评审时不予推荐认可。实验室不经常进行的检测或校准活动,如每个月低于1次,应在认可申请时提交近期方法验证和相关质控记录。如实验室无法提供有效证据证明其结果的准确性,则该能力不予受理。对于特定检测或校准项目,实验室由于接收的委托样品太少,无法建立质量监控措施的,原则上该能力不予受理,除非实验室能够提供其他有效的质量控制措施记录。如果现场评审发现此情况,如实验室不能提供保证结果准确性的证明,如方法验证(人、机、料、法、环没有发生过变化)和质控记录等,则不予推荐认可。

## 第六节 末次会议

评审最后一天会举行末次会议。末次会议由评审组长主持,评审组成员、实验室负责人(包括分场所实验室的负责人)、实验室相关人员参加,并填写《现场评审会议签到表》,会议内容至少包括:

(1)向实验室报告评审情况,对实验室的质量管理体系运行情况和技术能力进行客观分析,综合评价,对评审中发现的主要问题加以说明,宣读不符合项/观察项。

(2)宣布现场评审结论,提出整改要求及具体的整改验证期限。

(3)说明评审的局限性、时限性、抽样评审的风险性。但评审组应尽量使这种抽样具备代表性,使评审结论客观、公正。

(4)实验室负责人对评审结论发表意见并签字。

(5)介绍 CNAS 对认可实验室的有关管理规定。

(6)告知实验室,如对评审组的表现不满意和/或对评审结论有疑义,可向 CNAS 秘书处反馈意见和/或申投诉(见 CNAS－R03《申诉、投诉和争议处理规则》)。

(7)收回 CNAS－PD14－22《合格评定机构廉洁自律声明》。

## 第七节 后续工作

末次会议结束后仍有后续的工作。评审组离开现场前,应封存现场试验报告及原始记录,连同评审报告和附表的复印件,留存实验室。评审组长会将项目主管提供的《质量手册》《程序文件》以及现场评审时实验室提供的文件、资料全部归还实验室。实验室的文件管理员此时需注意回收和整理相关文件。

## 第八节 评审注意事项

我们的现场评审经验包括以下注意事项。

(1) 由熟悉专业组工作和细节的人员配合评审组的评审。

①实验室负责人介绍实验室概况、人员及实验室质量管理体系运行情况。

②由熟悉科室 CNAS 认可工作的科室 CNAS 小组成员按分块不同全程陪同各评审专家并及时回答提问、提供相应文件并协调各专业组组长和人员回答细节问题。

③由各专业组组长负责各专业组的现场试验、提问及演示等。

④陪同人员应配合评审员填写评审附表，提供详实的材料。

（2）涉及多场所时，需配合评审组提前确认各个场所间的距离、路程及到达各场所的用时及交通方式等。

（3）对评审结论积极发表意见并签字。

（4）对评审组不满意和/或对评审结论有异议，可向 CNAS 秘书处反馈和/或申请投诉。

（5）各部门/各场所负责人必须参加评审的首末次会议。

（6）设立专门的文件负责人，熟悉所有文件体系；打印成册的文件分类、归档和整理，以便及时调阅。

（7）科室 CNAS 小组成员分工明确，各司其职，不仅有利于日常认可工作的开展和维护，也有利于现场评审时分块陪同评审、及时准确地回答提问、提供文件材料、记录问题和不足以便整改和纠正。

（8）各专业组组长分类整理本组文件和记录表格，指定各组员分别负责各项检测和实验操作，积极做好现场试验和演示的准备。

# 第三章
# 整改及认可评审

ISO15189 医学实验室认可工作并非一蹴而就,现场评审结束也并非认可工作的完成,实验室需要在限期内对现场评审中提出的不符合项及观察项进行整改或说明,并对整改措施进行效果评价及验证,验证通过后将不符合项整改记录、相关验证材料提交到评审组,由评审组讨论确认不符合项是否能够关闭,并最终将评审材料提交 CNAS 认可相关部门,经部门审核后,才能最终给出评审结论、获取认可证书。

## 第一节 整改

### 一、整改限期

现场评审组经过与被评审实验室管理层沟通后确认评审过程中发现的不符合项及观察项具体内容,同时在末次会议时对不符合项提出整改要求及具体的整改验证期限。观察项是指被评审实验室的某些规定或采取的措施有导致相关的质量活动达不到预期效果,或有导致某些环节失控的风险,但在文件评审或现场评审中尚未观察到相关证据。对于观察项,评审组不一定要求实验室提供书面整改报告,但应要求实验室对观察项进行分析说明,随整改材料上报。

对于初次评审和扩大认可范围评审,整改期限一般为 2 个月,对于影响检测结果的不符合项,整改期限为 1 个月,纠正措施实施后,还需要验证纠正效果,评估纠正措施是否有效。

如实验室未按期完成整改,评审组长会及时报告给 CNAS 认可业务处项目主管,征得项目主管同意后,提出不予推荐认可的建议,并将此结果书面反馈给被评审实验室。对于在整改期内无法完成整改的项目/参数,评审组会给出不予推荐/维持认可的结论。因此,按照认可评审的规则,实验室必须在限期内完成整改并提交整改材料;否则,将影响实验室或部分认可项目的最终评审结论。

## 二、整改的策划与实施

现场评审结束后,实验室负责人应及时召集实验室管理层人员及环节负责人召开专项会议,讨论评审组所开具不符合项及观察项。会议的主要内容:①对不符合项和观察项进行原因分析,同时评估不符合项的类型及对质量体系或检测结果影响范围;②提出针对性的整改计划及纠正措施,所提出的措施需要针对性强、可操作性强,并能举一反三,保证类似问题不再发生;同时需落实到专人负责,并明确截止时间。纠正措施需具体到所涉及文件修改、整改措施的设计、实施、效果评价及整改报告的书写。整改措施实施后,需进行效果的验证,验证通过后可关闭相应的不符合项,最终编写完成整改报告,提交评审组。

对于不符合项,经过实验室确认后,实验室应该分析原因、采取纠正措施,并对纠正措施的有效性进行验证等步骤整改,一般包括下面 4 个步骤:①调查分析产生问题的根本原因;②针对根本原因提出对应的纠正措施;③实施纠正措施,监督纠正措施的执行情况;④验证纠正措施的有效性。

以上 4 个步骤中,产生不符合的原因分析和纠正措施的实施是最重要的两个步骤。

### (一) 不符合项原因分析

当识别出不符合时就要分析不符合产生的原因,找到问题的根源,制定措施,消除这个原因,才能杜绝此类事件不再重犯。因而原因分析是纠正措施中最关键,有时也是最困难的部分。

原因分析时要仔细分析产生不符合的所有可能原因,进而从中识别出根本原因。

不符合的根本原因应多从文件、制度、资源配置上寻找,不宜把问题个人化,不要把所有问题归结为“检查人员工作责任心不强”“工作不认真”等。在将原因归结为“操作者失误”之前首先要明确几个问题:①有没有作业指导书,是否提供给操作人员并进行培训;②资源配置是否合理;③操作过程有无质量控制和质量监督;④作业指导书是否具有可操作性,操作过程是否过于复杂等。

寻找根本原因的方法有很多,推荐以下两种。

1. “5why”分析法

即针对一个不符合,多问些“为什么”,摆出所有可能的原因,然后再排除那些不是根本原因的“为什么”,最终剩下的那个“为什么”便是导致不符合的原因。

2. “6M”分析法

即人(Man-power)、机(Machine)、料(Material)、法(Method)、环(Mothernature)、测(Measurement)等6个方面,根据收集的数据,找出原因。需要指出的是,这里的“测”并不是检验过程中的“检测”“测量”,是对“结果数据”的质量进行的监视、控制和评价。

**(二)纠正措施的策划与实施、有效性验证**

1. 制订整改计划

实验室在现场评审结束后,应立即根据评审专家提出的不符合项整改要求,由实验室质量负责人召集召开专门整改工作会议,针对不符合项分析原因,制定整改计划。应包括针对每个不符合项确定最有效的整改措施,落实整改责任人和明确的整改完成期限,此期限应提前于评审组确定的期限。如果实验室对不符合项的理解存在疑问,可以先将整改工作计划报评审组组长审核,经同意后实施,以免发生较大偏离,影响整改工作进程。实验室应该在约定期限内完成整改任务,否则影响实验室的评审批复时间,严重超时将导致暂停或撤销资格。

2. 落实整改措施

整改责任环节应根据整改计划的要求,对开具的不符合项进行彻底整改,同时举一反三,检查有类似现象的一并整改,真正提高整改的作用,全面提高实验室水平。整改措施应明确具体,便于实施,避免空洞的不符合实际的整改。整改工作过程中做好记录,纠正记录和相关的证明材料应统一归档。整改过程应严格依据实验室体系文件的要求,不得脱离已有的管理程序。采取相应的纠正措施,包括但不限于以下几点:

(1)修订完善体系文件。实验室的体系文件一般为4级:包括《质量手册》《程序文件》《作业指导书》《记录表格》等,根据原因分析,补充增加缺失的内容、纠正偏离的内容，使体系文件符合准则等相关要求。

(2)强化体系文件的执行力。体系文件应从实际出发，便于理解、获取和执行，并能有机地融入日常病理检查工作之中，切忌写一套做一套，同时加强人员的培训，不断加深人员对体系文件的理解和认识，从而自觉地应用于实际工作中。

(3)改善设施环境。不符合项相关问题可能涉及环境设施，必要时对环境条件监控并记录，避免或减少来自环境设施因素的不符合。

(4)加强仪器设备的管理。通过合理制定设备的校准方案，对校准结果有效确认，做好仪器设备的维护保养，必要时进行设备期间核查，保存设备的使用记录等措施，避免或减少由此产生的不符合。

(5)重新实施方法验证。覆盖关键环节的关键技术能力；确保检查结果的有效性，对结果的监控进行策划和审查，覆盖所有检测技术和方法，覆盖所有人员、设备，尤其关注新人员、新岗位、新方法、新设备，以确保检测过程受控以及检测结果的准确性和可靠性。

(6)提高内审及管理评审的实效性。按照实验室的特点，认真进行策划和实施，使内审、管理评审真正有利于管理体系的持续改进。

3. 验证整改效果

实验室质量管理层应对整个整改过程进行有效监督，对整改措施的实施过程和时效性进行跟踪，对整个结果以及中间过程进行验证和有效性评价。效果的验证过程中需注意以下几点：①实施过程有无困难，是否需要其他环节的人配合和支持；②涉及文件修改，体系调整的是否已经有效执行；③是否在规定时间内完成；④必要时可以采取重新抽样或随机抽检等方法，以判断最终的整改效果；⑤整改过程是否有记录，记录是否得到控制；⑥如果未能达到预期目的，应重新制定整改计划或返回有关部门再次实施整改。

### (三) 整改报告的书写

不符合项整改落实并经过验证有效后，实验室质量管理层收集整改过程的有关资料，编写实验室不符合项整改报告，经实验室质量负责人审核后，报评审组。整改报告可以包括：汇总版整改报告、各个不符合项/观察项整改记录(表3-1)和见证材料(图3-1)等。汇总版整改报告正文内容包括评审概况、不符合项整改思路、整改计划与实施、整改结果分析与结论、实验室落款、实验室最高管理者批准和加盖单位公章。整改见证材料是整改报告的重要组成部分,是整改效果的支持证明材料,证明材料应该详实和可靠。证明材料可以是文件、图片、照片或电子文档等各种形式。

表 3-1 外审不符合/观察项整改记录表(示例)

XX 医院病理科质量控制记录:综合质量控制 分类代码:XXXX-XXX-XX-XXXX

外审不符合/观察项整改记录表

项目编号:XXXX-XX-XX

<table>
<tr><td>评审项目</td><td>CNAS 现场评审-初评审</td><td>评审时间</td><td>XXXX.XXXX</td></tr>
<tr><td>评审结果</td><td>☑不符合项 □观察项</td><td>评审专家</td><td>XXX</td></tr>
<tr><td>事实描述</td><td colspan="3">内审员未对内审计划要求进行有针对性的策划,未说明审核方法,未覆盖所有流程及项目。</td></tr>
<tr><td>依据文件及条款</td><td>☑CNAS-CL02:4.14.5<br>☑(体系文件)XXXX-XX-XXXX</td><td>被评审部门/岗位</td><td>管理组</td></tr>
<tr><td>原因分析</td><td colspan="3">病理科在组织内审过程中,未提前对内审进行完善的策划,不能保证内审的针对性和有效性,内审组成员对内审实施的认识需进一步加强。<br>负责人:XX 日期:XXXX.XX.XX</td></tr>
<tr><td>原因归类</td><td colspan="3">☑体系性 □实施性 □效果性</td></tr>
<tr><td>整改措施</td><td colspan="3">修改评估与审核程序,进行内审员专项培训,并组织内审金牌策划评比活动,针对性的训练内审员的策划能力,确保内审的有效性。<br>负责人:XX 日期:XXXX.XX.XX</td></tr>
<tr><td>效果评价</td><td colspan="3">纠正措施已完成,已完成评估与审核程序的修改,并实施了内审专项培训及内审策划评比活动。纠正措施有效,修改后的评估与审核程序明确了内审策划的要求。内审专项培训和金牌策划评比活动帮助内审员更深刻的理解内审的目的和意义,确保内审落到实处,充分验证质量体系的符合性和识别体系的改进之处。<br>评价人: XX 日期:XXXX.XX.XX</td></tr>
<tr><td>支持文件及记录</td><td colspan="3">WUHU-BLK-ZLSC-CX-14 评估与审核程序<br>文件修改相关记录<br>内审员专项培训记录<br>内审金牌策划评比活动记录及部分优秀策划。<br>审核人:XX 日期:XXXX.XX.XX</td></tr>
</table>

| 名称 | 类型 |
| --- | --- |
| WHUH-BLK-CX-14-评估与审核程序2019.8.28 | Microsoft Word 文档 |
| 内审策划方案表罗丹菊 | Microsoft Word 文档 |
| 内审金牌策划比赛结果 | JPG 文件 |
| 内审金牌策划比赛现场照片1 | JPG 文件 |
| 内审金牌策划比赛现场照片2 | JPG 文件 |
| 内审金牌策划比赛现场照片3 | JPG 文件 |
| 内审金牌策划比赛现场照片4 | JPG 文件 |
| 内审金牌策划比赛现场照片5 | JPG 文件 |
| 内审金牌策划评比通知- | PDF 文件 |
| 内审员专项培训-2019.8.29 | Microsoft PowerPoi... |
| 培训现场照片1 | JPG 文件 |
| 培训现场照片2 | JPG 文件 |
| 培训现场照片3 | JPG 文件 |
| 培训现场照片4 | JPG 文件 |
| 彭丽-文件控制内审策划 | Microsoft Word 文档 |
| 王伟-设备试剂耗材内审策划 | Microsoft Word 文档 |
| 文件修改记录总表 | PDF 文件 |
| 文件修改申请-评估与审核程序 | PDF 文件 |
| 修改文件发布记录 | PDF 文件 |

**图 3-1　不符合项整改见证材料(示例)**

整改报告的书写需注意以下几个问题。

①所有不符合项整改的所有环节(如原因分析、纠正措施、跟踪验证等)都应有责任人签字确认,并及时记录时间。

②原因分析及整改措施都应十分有针对性、具体且实施性强,不写大话空话,在保证可追溯的前提下,应尽可能简洁,不加修饰。

③所有不符合项都需要立即纠正,而不能由于客观原因写“待整改”或“整改中”。

④对于观察项,评审组不一定要求实验室提供书面整改报告,但实验室仍然需要对观察项进行仔细分析并充分说明,必要时提出整改计划或适当措施,随整改材料上报。

# 第二节　认可评审

整改报告提交之后，评审组应对纠正/纠正措施的有效性进行验证。如需进行现场验证时，被评审实验室应予配合，支付评审费，并承担其他相关费用。

纠正/纠正措施验证完毕后，评审组长会在5个工作日内提出确认意见，并将最终评审报告和推荐意见报CNAS秘书处。CNAS秘书处将对评审报告、相关信息及评审组的推荐意见进行符合性审查，必要时要求实验室提供补充证据，向评定专门委员会提出是否推荐认可的建议。

CNAS秘书处提出的建议与评审组的推荐意见不一致时，CNAS秘书处应将不一致之处通报被评审实验室和评审组。

CNAS秘书处负责将评审报告、相关信息及推荐意见提交给评定专门委员会，评定专门委员会对申请人与认可要求的符合性进行评价并作出评定结论。评定结论可以是以下4种情况之一。

①予以认可。

②部分认可。

③不予认可。

④补充证据或信息，再行评定。

最终CNAS秘书长或授权人根据评定结论作出认可决定。部分情况下，提交的整改报告不符合要求，可在返回后重新修改上交。

当CNAS对实验室作出不予认可或部分认可的决定后，实验室再次提交认可申请时，根据不同情况须满足以下要求。

(1)由于诚信问题，如欺骗、隐瞒信息或故意违反认可要求、虚报能力等行为，而不予认可的实验室，须在CNAS作出认可决定之日起36个月后，才能再次提交认可申请，同时CNAS保留不再接受其认可申请的权利。

注：如果现场评审发现实验室多项申请认可的项目/参数明显不具备申请时所声明的能力，则适用此条，不适用(3)条。

(2)由于实验室管理体系不能有效运行而不予认可的实验室，自作出认可决定之日起,实验室管理体系须有效运行6个月后,才能再次提交认可申请。

(3)由于实验室申请认可的技术能力不能满足要求,例如人员、设备、环境设施等,而不予认可或部分认可的实验室,对于不予认可的技术能力须在自我评估满足要求后,才能再次提交认可申请,同时还须提供满足要求的相关证据。

注:此条仅适用于个别能力不予认可,如果是多项能力不予认可,则适用于(1)条。

## 第三节 发证与公布

CNAS认可周期通常为2年,即每2年实施一次复评审,作出认可决定。

CNAS秘书处向获准认可实验室颁发认可证书,认可证书有效期一般为6年。认可证书有效期到期前,如果获准认可实验室需继续保持认可资格,应至少提前1个月向CNAS秘书处表达保持认可资格的意向。

CNAS秘书处根据实验室维持认可资格的意向,以及在认可证书有效期内历次评审的结果和历次认可决定,换发认可证书。

CNAS秘书处负责公布获准认可实验室的认可状态信息、基本信息和认可范围并及时更新。实验室可自愿申请英文认可范围证书。CNAS秘书处会根据需要对认可范围采取预公布,实验室负责人员需及时登录官方网站平台,仔细核对认可范围、授权签字人等基本信息,确认证书信息的准确性。

# 第四章
# 监督评审、扩大认可范围(扩项)、复评审

## 第一节　监督评审

监督评审的定义:CNAS 为验证获准认可实验室是否持续地符合认可条件而在认可有效期内安排的定期或不定期的评审。

获准认可的机构,应在认可批准后的 12 个月内接受 CNAS 安排的定期监督评审。定期监督评审采取现场评审的方式进行,评审过程同初次评审。

### 一、定期监督评审的范围

(1)相关认可准则要求的全部要素。

(2)已获认可的全部或部分技术能力。

(3)符合认可规则、遵守认可规定的情况。

(4)已获认可的全部地点。

### 二、定期监督评审技术能力的确定

(1)对于技术领域单一,或技术能力维持状况不好,或技术能力变化较大的机构,定期监督评审范围可涉及全部技术能力。

(2)定期监督评审范围涉及已获认可的部分技术能力时,综合考虑以下因素:

①上一次评审组长的建议。

②获认可后发生变更的情况。

③参加能力验证活动的结果情况。

④前一次评审中的不符合项及其整改情况。

⑤受到申诉、投诉的情况。

⑥已获认可的主要领域和高风险领域(由评审组建议结合项目负责人的识别确定)。

(3)对于同时具有检测、校准和检查能力的机构,定期监督评审范围要同时覆盖检测、校准和检查领域。

(4)每次评审的技术能力范围由项目负责人在评审通知的附件中明确。

## 三、检查机构定期监督评审现场见证的安排

(1)必须对在前次评审(初评或复评审)中未能实施现场见证的其他所有承担关键(高难度或高风险)检查活动的检查员进行见证。

(2)抽样见证其余领域涉及的检查员。

(3)对获准认可技术能力发生变化的领域及相关检查员进行见证。

(4)现场见证应重点针对关键检查活动中的主要内容,可简化技术能力评审过程。

## 四、监督评审不符合项的整改和验证要求

(1)监督评审中发现的不符合项,被评审机构在明确整改要求后应拟订并实施纠正措施计划,纠正措施完成期限一般为 2 个月,对影响检测、校准或检查结果的严重不符合,应在 1 个月内完成。

(2)CNAS 对纠正措施的有效性进行验证,验证活动所需费用,包括现场评审费等,由被评审方承担。纠正措施未能通过验证时,CNAS 可以视情况做出暂停、缩小认可范围或撤销认可的决定。

## 五、不定期监督评审

(1)在发生(但不限于)以下情况时,CNAS 可视需要随时安排对实验室的

不定期监督评审。

①CNAS 的认可要求发生变化。

②CNAS 秘书处认为需要对投诉或其他情况反映进行调查。

③获准认可实验室不能满足 CNAS 公布的能力验证领域和频次要求，或能力验证活动出现多次不满意结果。

④获准认可实验室因违反认可要求曾被暂停认可资格。

⑤获准认可实验室在行政执法检查中被发现存在较多问题。

⑥获准认可实验室在定期评审中被发现存在较多问题。

⑦获准认可实验室出具检测报告/校准证书/鉴定文书的数量增长速度异常。

⑧CNAS 秘书处认为有必要进行的专项检查。

(2)不定期监督评审的方式包括：现场评审、文件评审、已认可机构的自我核查及声明、参加指定的能力验证计划/实验室间比对计划、调查与问询等。不定期监督评审可以不预先通知被评审实验室。

(3)当不定期监督评审中发现不符合时，被评审实验室在明确整改要求后应实施纠正，需要时拟订并实施纠正措施。纠正措施完成期限与定期监督评审要求一致。

监督评审实例：2013 年 3 月 CNAS 专家评审团队对 XX 医院病理科进行了现场评审，2013 年 7 月 XX 医院病理科顺利通过中国合格评定国家认可委员会认可，成为全国首家通过 CNAS 认可的病理科。依照 CNAS 关于监督评审时间的规定，需在 2014 年 7 月前进行监督评审，由于当时 CNAS 相关条款有大的变动，故监督评审延后了 3 个月，于 2014 年 9 月进行。2014 年 9 月 5 日至 7 日，国家认可委专家组委派以安徽省临床检验中心 *** 主任为组长的一行四人对 XX 医院病理科医学实验室进行了监督评审和扩项评审，评审时间为期 3 天，评审涵盖了实验室认可申报(包括扩大检测项目)的 44 项，并对病理科申请的扩大检测项目进行了仔细评估，尤其是组织库提出的扩项申请，这点在国内尚属首次，在国际上也仅有一家组织库通过该认可。该次评审依据 2014 年 6 月份发布的新版认可准则，当时是全国首家采用新版认可准则进行评审的单位。专家组共提出不符合项 11 项，观察项 2 项，指出了实验室在管理运行方面还需要改进的地方，为实验室的质量管理体系的完善提出了宝贵意见(表 4-1)。

表 4-1　2014 年监督评审不符合项整改分析、计划与实施

| 序号 | 不符合项内容 | 评审专家 | 整改负责人 | 原因分析 | 整改措施(见证材料见附表、附件) | 计划完成时间 | 实际完成时间 | 整改效果评价 | 状态 |
|---|---|---|---|---|---|---|---|---|---|
| 1 | **实验室关键职能岗位人员有分工,但质量手册中无授权书。** | *** | *** | 质量手册未定关键职能岗位人员授权书 | 补充关键职能岗位人员授权书 | 2014.9.30 | 2014.9.30 | 已经得到有效授权 | 整改有效,已封闭 |
| 2 | **查实验室外来文件记录簿,未见 CNAS 2014 年 4 月 1 日发布新的认可准则及相关领域应用说明的登记和处理记录。质量手册、程序文件、标本采集手册无分发号及记录。** | *** | *** | 实验室外来文件记录未及时更新,未将 CNAS2014 年 4 月 1 日发布的新认可准则及相关领域应用说明进行登记和处理记录。对于内部文件质量手册、程序文件、标本采集手册无详细的分发号及记录,记录表格应予以完善。 | ①补充外来文件登记表;<br>②补充内部文件发放回收登记表。 | 2014.9.30 | 2014.9.30 | 外部文件的登记更加及时,内部文件的分发和回收记录更加详细 | 整改有效,已封闭 |

（续表）

| 序号 | 不符合项内容 | 评审专家 | 整改负责人 | 原因分析 | 整改措施（见证材料见附表、附件） | 计划完成时间 | 实际完成时间 | 整改效果评价 | 状态 |
|---|---|---|---|---|---|---|---|---|---|
| 3 | **查 2013 年月日服务协议评审记录，未涵盖申请、检验和报告等所有内容。** | *** | *** | 制定病理检验服务协议评审报告不完善，过于简单。 | ①修改病理检验服务协议评审报告相应的内容；<br>②补充服务协议评审报告中申请、检验和报告等所有内容。 | 2014.9.30 | 2014.9.30 | 更加明确病理检验服务协议评审报告的定义，并完善了其内容。 | 整改有效，已封闭 |
| 4 | **实验室尚未建立选择和批准的设备、试剂和耗材的供应商清单及其监测供应商的表现。** | *** | *** | 各小组先前曾整理准备过设备、试剂和耗材的供应商清单及供应商评价表，但对新的供应商没有进一步补充。文件中各项制度、规范需进一步明确到个人、落实到位。 | ①补充更新供应商清单和供应商评价表；<br>②文件中相关制度进一步明确到个人。 | 2014.9.30 | 2014.9.26 | 评审有效 | 整改有效，已封闭 |

(续表)

| 序号 | 不符合项内容 | 评审专家 | 整改负责人 | 原因分析 | 整改措施(见证材料见附表、附件) | 计划完成时间 | 实际完成时间 | 整改效果评价 | 状态 |
|---|---|---|---|---|---|---|---|---|---|
| 5 | 报告出现差错或投诉,做了相应的更改,但没有把后续预防措施文件化,以避免或减少问题再次发生。 | *** | *** | 报告出现差错及遇到投诉后具体的处理流程及办法不够完善。 | 完善程序性文件中关于制定出现差错/投诉后整改的正规流程。 | 2014-9-30 | 2014-9-30 | 完善后的整改流程具有更强的制约力,具有更强的可操作性 | 整改有效,已封闭 |
| 6 | 实验室进行的评估和内部审核缺乏重点策划,并应将结果输入到管理评审。 | *** | *** | 进行管理评审和内审时涉及的面太广,缺乏重点。 | 重点策划了2015年内审计划,详见《2015年度内审计划》并将计划重点输入了《2014年管理评审报告》,亦包含了不符合项四中关于供应商评审整改的有关内容,同时制定了《2015管理评审计划》 | 2014-9-30 | 2014-9-30 | 经过重点策划的2015年内审计划有重点有全面,点面兼顾。待内审完成后即可知其效果 | 整改有效,已封闭 |

（续表）

| 序号 | 不符合项内容 | 评审专家 | 整改负责人 | 原因分析 | 整改措施（见证材料见附表、附件） | 计划完成时间 | 实际完成时间 | 整改效果评价 | 状态 |
|---|---|---|---|---|---|---|---|---|---|
| 7 | 实验室规定的周转时间未包含标本采集后运送至实验室的时间。 | *** | *** | 标本采集记录系统中只有标本的采集（离体）时间，而无送达至病理科标本接收的时间。虽然我科有表达送达时间的记录本，但仍然需要对系统进行完善，便于标本采集管理。 | 联系朗珈公司进行系统完善工作，增加标本送达病理科标本接收时间。 | 2014－12－30 | 2014－12－30 | 因涉及HIS、LIS、外科、手术室等多部门，需医院层面协调并修改相应软件后测试，实际时间较长 | 待整改 |
| 8 | 扩增仪未配备不间断电源。 | *** | *** | 因仪器购买招标流程限制，未能与扩增仪同期购买。 | 申购一台不间断电源，并于2015年3月1日正式投入使用。 | 2015－3－1 | 2015－3－1 | 整改有效 | 整改中 |

（续表）

| 序号 | 不符合项内容 | 评审专家 | 整改负责人 | 原因分析 | 整改措施（见证材料见附表、附件） | 计划完成时间 | 实际完成时间 | 整改效果评价 | 状态 |
| --- | --- | --- | --- | --- | --- | --- | --- | --- | --- |
| 9 | 现场评审发现，妇科和非妇科液基制片方法与细胞室SOP文件的操作规程不一致。 | *** | *** | 实验室操作中一些细节未及时写进SOP文件 | 细胞室SOP《SHCA－PT－CB－XM－035 TCT液基细胞样本制备操作规程》。<br>细胞室SOP《SHCA－PT－CB－XM－004LCT液基细胞样本制备操作规程》 | 2014－9－30 | 2014－9－30 | 完善后的细胞室SOP文件中妇科和非妇科液基制片方法与实际操作一致。 | 整改有效，已封闭 |

（续表）

| 序号 | 不符合项内容 | 评审专家 | 整改负责人 | 原因分析 | 整改措施（见证材料见附表、附件） | 计划完成时间 | 实际完成时间 | 整改效果评价 | 状态 |
|---|---|---|---|---|---|---|---|---|---|
| 10 | **免疫组化染色未设立合适的批对照（阳性和阴性对照），SOP 文件也缺少相应内容。** | *** | *** | 由于本科免疫组化室和常规制片室工作量大且免疫组化都采用全自动仪操作染色，检测试剂均为进口试剂价格较高，每张样本玻片设立阴阳性对照不符合病理科工作实际情况。虽目前针对临床靶向治疗的检测项目已设置了阳性质控对照，其他检测项目亦采用随机抽取设置质控对照的方式。考虑试剂检测成本、本院对免疫组化检测报告的时限要求、制片室技术员实际工作量及机器操作特点，因此未对每个检测项目设置质控对照。 | 对本实验室日常开展的免疫组化检测项目每天根据实际情况设置批阳性质控对照，阴性质控对照因诊断实际需求选择设置，并对室内质控 SOP 文件（LAB－IHC－SOP－022）做相应内容补充。<br>详见不符合项 10 整改记录。 | 2014.9.30 | 2014.9.26 | 整改有效 | 整改有效，已封闭 |

(续表)

| 序号 | 不符合项内容 | 评审专家 | 整改负责人 | 原因分析 | 整改措施(见证材料见附表、附件) | 计划完成时间 | 实际完成时间 | 整改效果评价 | 状态 |
|---|---|---|---|---|---|---|---|---|---|
| 11 | **现场评审发现,流式细胞术的室间质评没有文件化程序。** | *** | *** | 细胞室 SOP 文件中关于流式细胞术室间质评描述要点过于简单 | 细胞室 SOP《SHCA-PT-CB-XM-034 细胞诊断质量控制 SOP》。 | 2014-9-30 | 2014-9-30 | 完善后的细胞室 SOP 文件中流式细胞术室间质评已文件化,并详尽描述了室间质评的参加、过程及失控处理 | 整改有效,已封闭 |

（续表）

| 序号 | 不符合项内容 | 评审专家 | 整改负责人 | 原因分析 | 整改措施 | 计划完成时间 | 实际完成时间 | 整改效果评价 | 状态 |
|---|---|---|---|---|---|---|---|---|---|
| 1 | 组织病理和细胞病理学标本接受、取材、存储等生物污染区域未按规定参照生物安全二级进行管理和设置。 | *** | *** | 实验室初期设计规划不合理 | 待整改。<br>将采取合适的解决方案。 | | | 待整改 | |
| 2 | 查 2014 年分子病理诊断室 3 台冰箱温度记录，发现周六、日及小长假均未记录冰箱温度。 | *** | *** | 周末及假日安排人员来记录不方便。 | 待整改。<br>将采取合适的解决方案。 | | | 待整改 | |

## 第二节 扩大认可范围(扩项)

扩大认可范围(扩项)是指实验室在认可有效期内申请扩大检测/校准项目。扩大认可范围认可的申请条件、申请过程及相关要求同初次认可。

申请:当获准认可实验室在认可有效期内可以向 CNAS 秘书处提出扩大认可范围的申请。注:对于不能满足认可要求或违反认可规定而被暂停认可的实验室,在其恢复认可资格前,CNAS 不受理其扩大认可范围申请。实验室可以单独申请扩大认可范围评审,也可与监督评审或复评审结合进行。当获准认可实验室需要在监督评审或复评审的同时扩大认可范围时,应至少在现场评审前 2 个月提出扩大认可范围的申请。原则上不允许评审组在现场评审时受理实验室提出的扩大认可范围的申请。

申请扩大认可范围时需提交的材料包括但不限于:①申请认可项目的室内质量控制 SOP;②分析性能验证报告、非标方法确认报告;③申请扩大认可范围内检验项目的测量溯源一览表;④检验(检查)申请单、检验(检查)报告;⑤不确定度评估报告。

评审:扩大认可范围的评审有两种:只是对原认可项目中相关能力的简单扩充,不涉及新的技术和方法,可通过资料审查直接予以认可;若涉及新技术和方法的扩项必须进行现场评审(与初次评审类似)。

## 第三节 复评审

复评审是为更新认可周期而实施的评审,其对象是包括初次和已获认可的实验室,每 2 年一次,采取现场评审的方式,评审全要素、全部技术能力。

(1)复评审的时间:对于持有认可证书有效期为 6 年的获认可机构,自 2018 年 3 月 1 日起其复评审按 2018 版认可规则文件执行。即:对于获准认可的机构,应每 2 年(每 24 个月)接受一次复评审,两次复评审的现场评审时间间隔不能超过 2 年(24 个月)。再次复评审应在上次复评审现场评审完成之日起的 24 个月内实施,不以《认可决定书》中告知的具体日期作为实施复评审的时限。并且在复评审到期前 6 个月提交复评审申请,并应在认可有效期满前至少 3 个月完成复评审的现场评审工作。对于监督评审和复评审的时间安排,通俗地讲以 6 年有效期的证书为例:从通过初评审的时候算起,1 年内接受一次定期评审;2 年内完成第一次复评审;4 年内完成第二次复评审;6 年内完成第三次复评审(即换证评审);换证后每 2 年完成一次复评审。

(2)复评审和定期监督评审一样,均采取现场评审的方式进行,评审过程同初次评审。

(3)复评中发现不符合时,被评审方在明确整改要求后应拟订纠正措施计划,提交给评审组,整改期限一般为 2 个月,对影响检测结果的不符合,要在一个月内完成。评审组长应对纠正措施的有效性进行验证。

## 第四节　注意事项

申请书:定期监督评审、扩大认可范围(扩项)和复评审均需在官网(www.cnas.org.cn)上进入"实验室/检验机构认可业务系统"后在线递交申请书。申请书的递交流程同初次申请,注意选择申请的类别即可。需要注意的是,2021 年 4 月 8 日起,由于官网系统升级,已将实验室扩项申请的实验室人员和能力验证信息改为自行维护的方式进行填写(初评仍然保持现有方式,在申请书中编辑维护)。已运行的任务采用原有方式处理人员和能力验证信息。新建的实验室扩项申请书中仅能对人员和能力验证信息进行查看,不能修改,相关维护操作在机构自行维护中完成。

# 第五章
# 评审中常见不符合项

质量管理体系(quality management system,QMS)的有效运行和持续改进是病理检查质量保证的核心,其最重要的特性之一就是符合性。通常,用认可准则要求来判定病理实验室质量管理体系的符合性,用质量管理体系文件来判定病理实验室工作过程的符合性,用策划来判定病理检查结果的符合性。如果要做到有效开展病理实验室的质量管理,就必须按照认可准则要求有针对性地设计、建立、实施和保持一个科学的病理实验室质量管理体系,并按照质量管理体系要求实施实验室相关活动。这体现了体系、过程和病理检查结果三个层次的审核准则和符合性。

在 ISO15189 医学实验室认可过程中,评审员会将其获得的审核证据与认可规则(CNAS - RL01 等)、认可准则(CNAS - CL02:2012)及其应用要求(CNAS - CL02:2012 A001)以及实验室建立的质量管理体系文件等进行对比,如果发现不符合上述规定要求,就会判定为不符合项。而在审核质量管理体系的有效性时,需要注意实验室所策划的规定活动的完成程度以及策划规定结果所达到的程度。如果发现不符合上述判定的规定要求,或者发现所策划的活动没有执行、没有完全执行或执行结果没有达到策划所规定的预期结果时,也会判定为不符合项。而实验室在进行内部审核时,对不符合项的识别也遵循上述原则。在 CNAS - CL02《医学实验室质量和能力认可准则》管理要素条款中指出,实验室应制定文件化程序以识别和管理质量管理体系各方面发生的不符合,包括检验前、检验和检验后过程。如果确定检验前、检验和检验后过程的不符合可能会再次发生,或对实验室与其程序的符合性有疑问时,实验室应立即采取措施以识别和消除原因,应确定需采取的纠正措施并文件化。

## 第一节　不符合项的定义

国家标准 GB/T19000－2008 质量管理体系基础和术语中的条款中对不符合(nonconformity)的定义界定为“未满足要求”(明示的、隐含的或必须履行的需求或期望),上述所致未满足的要求包括:认可规则、准则和应用要求;实验室管理体系文件(包括《规章制度》《质量手册》《程序文件》《作业指导书》等);检验标准/方法和/或校准规范/方法等。在 CNAS－CL02:2012 中的条款中,将不符合定义为“不符合其程序或所制定质量管理体系的要求,或不符合临床医师的要求”。通常,在质量管理体系运行过程中,当某一项活动或其结果没有满足要求时,称为不符合项。不符合项的出现说明实验室某一物项或服务由于在性能、文件或程序等方面存在缺陷,从而使该物项或服务的质量变得不可被接受或不能确定。不符合项主要表现在实验室的体系文件、过程、结果、环境、人员、设备、试剂耗材以及记录或数据等方面。

## 第二节　不符合项的分类

不符合项按照其性质或产生原因可以分为体系性不符合、实施性不符合和效果性不符合三大类。评审员在开不符合项时,一般遵循的选择顺序是,首先开效果性不符合,其次再考虑实施性不符合,最后再考虑文件性不符合。

体系性不符合项:是指质量管理体系文件与适用的法律法规、标准、合同等的要求不符,即体系文件规定不符合标准。如实验室未建立文件化的纠正措施控制程序,发生不合格后仅仅满足于表面上就事论事的“纠正”,不能从根本上防止其再次发生;又如实验室未建立来自实验室内部员工或外部投诉的处理程序等。评审时,首先应对实验室的质量管理体系文件进行充分审核,来判断当实验室的行为满足体系文件的要求时是否也充分满足认可规则和准则等的要求。也就是说,如果按照实验室的质量管理体系文件去做,就能充分满足认可规则和准则等的要求。其次,做现场符合性审核时,通过从现场获得的审核证据来与认可规则和准则等进行比对和评价,来验证体系是否符合认可规则和准则等的要求。

实施性不符合项:是指实验室未按照体系文件规定实施活动,即运行实施未按照或未完全按照体系文件规定进行。在近期对病理实验室的评审过程中发现,实施性不符合项在所有不符合项中的占比常常最多,这说明实验室员工对认可准则和体系文件等的理解不够深入的现象可能比较普遍,难以完全按照规定要求进行相关活动,因此需要加强对实验室员工的相关培训。如某实验室的程序文件规定对取材后的组织进行石蜡包埋时,当值技术人员必须遵循打开一个包埋一个的原则逐个进行组织包埋,但实际上某位技术人员未严格遵守作业指导书文件的规定擅自同时打开多个组织包埋盒,结果在包埋过程中顺序错乱,导致组织与包埋盒之间出现张冠李戴现象,导致潜在医疗风险发生。评审员或内审员在过程审核时,应用质量方针和目标、质量体系文件和临床患者的合理需求等作为评审准则,来判定实施过程的符合程度。

效果性不符合项:是指质量管理体系文件的规定是符合标准或其他文件要求的,现场也确实按规定实施了,但由于某种原因导致运行效果未达到预期的要求,即效果未达到所规定的目标。文件规定不完善、原因分析不到位等都会导致效果性不符合。例如,实验室都按照体系文件的规定在运行,但质量目标仍未实现;有时候也已经采取了纠正措施,但是类似问题仍继续发生等,这种不符合称为效果性不符合。

同时,根据不符合项的严重程度,可以将其分为一般不符合项、严重不符合项和观察项三种类型。

严重不符合项:质量管理体系运行系统性失效或失控(如私自更改或使用未经验证的肿瘤基因检测操作程序等)、出现严重违反国家法律法规的情况(如出于某种利益目的而出具假病理报告等),或出现导致实验室检查结果错误、严重影响临床诊疗的情况(如多次出现标本丢失或张冠李戴现象),以及外部评价或审核发现不符合但一直未进行整改或整改效果不好等情况时,为规避风险,应当开出严重不符合项。

一般不符合项:指偶发、孤立、后果不严重、易于纠正的不符合项,如体系文件未经审核批准就投入使用,人员未及时进行相应能力评估,设备出现故障或新试剂未进行性能验证就继续使用,室间比对结果不一致时未经分析总结且未采取纠正措施等,上述情况可能或已经造成的后果不严重或影响不大。

观察项:观察项本来是指难以判断的不符合迹象或者证据不确凿的不符合项。证据不够充分、不足以确认是否构成不符合项,但可能会造成不良后果的事实。当出现以下情况时,评审员可能会开出观察项以引起实验室的关注:实验室管理体系文件规定或所采取的措施可能会导致质量达不到预期,但还未见不符合事件发生;评审组对实验室体系或实施活动等某一方面存在疑问,但由于客观原因无法进一步核实,难以准确判断是否构成不符合等。对于观察项,实验室不一定要像处理不符合项那样提交书面整改报告,但需要提供相应说明材料。

## 第三节　不符合项在各部门和各要素中的分布情况

笔者曾对在近 5 年内参与评审的已经通过 ISO15189 医学实验室认可的 23 家医院病理科或第三方病理实验室在初次评审、监督评审和复评审过程中所开出的 270 项不符合项进行总结分析,结果发现不符合项的领域分布情况如下:涉及管理要素的不符合项有 72 项,组织病理和常规技术组有 63 项,分子病理组有 44 项,细胞病理组有 40 项,免疫组化和特殊染色组 40 项,信息系统 23 项。在 CNAS－CL02:2012《医学实验室质量和能力认可准则》中,共包含 15 项管理要素和 10 项技术要素,上述 270 项不符合项在 25 项管理和技术要素中的分布情况如图 5－1 所示。当然,受评审员分工及评审员关注点差异的影响,该分布图虽然并不能非常精准地反映 23 家病理实验室质量管理体系运行过程中的不符合状态,但这个来自真实世界的数据在一定程度上也说明目前病理科易出现潜在不良事件的领域,并足以引起病理科管理层的重视。

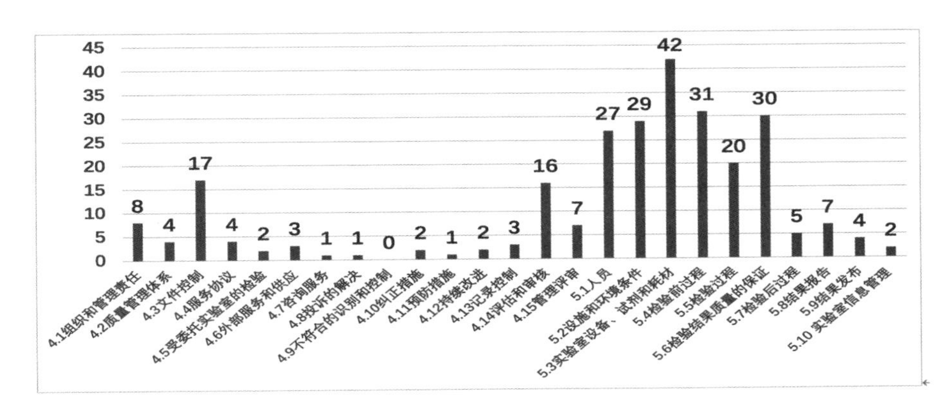


**图 5-1 来自 23 家病理实验室的 270 项不符合项在 15 项管理要素和 10 项技术要素中的分布情况**

# 第四节 不符合项的识别及其原则

在日常评审过程中,评审员根据评审时实验室所提供的信息来确定是否为不符合项,其不符合规则、准则或体系文件中的哪条条款?不符合项可发生在不同方面,可用不同方式识别,包括临床医师的投诉、内部质量控制指标、设备校准、试剂耗材检查、实验室间比对、员工的意见、报告和证书的核查、实验室管理评审、内部和外部审核。评审员会根据以下几种方式开具不符合项:①认可规则和准则要求的内容没有在实验室的体系文件中给予规定,也就是质量管理体系文件不能满足认可规则和准则的要求;②不同体系文件之间规定不一致,导致实施困难;③文件规定与实际执行不一致,也就是某些活动实际已经做了但体系文件并没规定;④没有证据证明文件规定得以有效实施,也就是文件规定了但可能实际上没实施;⑤没有证据证明按照文件持续实施等。不符合项开具后要填写不符合项记录表,而实验室通过对不符合项采取急救措施和纠正措施,实现质量管理体系的改进,从而达到工作质量持续改进的目的。所以,通过现场审核发现受审核实验室质量管理体系的那些关键的、带有系统性质的问题是每个评审员应该关注的问题。

在医学实验室评审过程中,不符合项常见于以下领域:管理要素领域主要有核查实验室能否及时处理科室员工、临床人员或患者的投诉、意见或建议,所制订的支撑科室质量方针的质量目标或指标能否被准确测量等;所建立的质量管理体系能否完全满足准则要求,是否确定质量管理体系所需的所有过程或部分过程在实验室内没有得到有效实施或控制;有的实验室体系文件(尤其是各种记录表单)是否有唯一识别标识或页码,或外来文件(如相关行业标准、指南或专家组共识等)是否均在受控状态,或有使用电子文件的实验室是否制订了相关管理程序;实验室将某些检测检查项目委托给外部其他实验室或聘请其他专家进行会诊或诊断时,是否已签订相关服务协议或能力评估,是否指明相关委托项目清单;实验室能否提供设备、试剂或耗材的供应的选择标准;实验室是否按照体系文件规定对临床、患者或实验室内部员工的投诉或反馈意见采取相应措施;实验室能否对外部或内部审核所产生的不符合项采取纠正或纠正措施等;实验室是否进行相应的风险评估(如样本采集运送过程、实验室内检测检查过程以及报告发布后等环节)、是否对潜在的不符合进行分析和/或未采取预防措施;实验室是否已进行管理评审对质量管理体系运行的有效性进行评估、是否有持续改进措施等;实验室是否对影响检查检测质量的活动的重要因素进行记录控制,如人员、设备、试剂耗材、样本采集运送和接收、供应商情况、管理评审、内审、外部评审、风险评估、室间比对、近期不符合项及其应急或纠正措施等;实验室是否策划实施相关评估和内部审核过程以核查检查前、中、后过程是否满足病理检查和临床需要、是否满足质量管理体系要求以及是否证明质量管理体系运行的有效性等;实验室所制定的质量目标和指标均须可测量,并支撑质量方针;管理评审的输入和输出不够全面,难以评估体系运行的有效性,或管理评审后决定的措施未在规定时间内完成等。而在技术要素方面主要有以下问题:内部员工核查如培训、考核、继续教育、能力评估(技术和管理能力等)以及员工意见等,尤其是新员工或轮岗员工以及检验前和检验后相关员工(如样本运输人员、报告发放人员、设备管理员、试剂管理员、信息管理员和实验室安全员等)的培训;实验室"三区两通道"的设置原则以及实验室消防安全和生物安全等;设备核查如校准、检定或新近/故障维修后的性能验证,以及同一实验室同一种平台不同型号设备之间的结果比对等;试剂耗材核查如新进批号试剂的性能验证、有效期、储存环境等,自配试剂要尤其注意配置人和配置/失效日期等;检验检查前过程需要注意的是实验室需要制订项目手册和采集手册,需要有对运送人员的培训及其记录,需要有样本接收和拒收标准,接收后需要用病理号作为唯一识别码;检验检查中需要将相关所有程序进行确认并文件化;实验室须有室内质控程序以保障检验检查结果准确可靠,室内质量保证如疑难病例讨论等、分子病理或免疫组化室内的阳性对照设置等;核查实验室室间比对程序(有策划、实施、总结分析和整改等过程,需要盲法进行且双方实验室负责人确认等);实验室对修改已审核病理报告的程序及记录;对实验室信息系统的管理、授权以及病理报告数据的存储和传输等问题。在实际评审过程中,所核查到的代表性的不符合项见表 5-1。

确定不符合项时要注意以下几个方面:①既可以根据认可准则又可以根据实验室质量管理体系文件开具不符合项,但不能根据口说或传说的内容作为判定不符合项的依据。②在评审过程中如果与受评审实验室有意见分歧的情况发生时,应及时向评审组长汇报,并通过沟通协商或重新审核取证等方式来进行确认;对审核证据不确切的,不要轻易开出不符合项。③如果拟判定为严重不符合项时,建议先向评审组组长汇报并在评审组成员之间讨论意见一致后再开出。对于拟判定为严重不符合项但证据不充分的,建议酌情改写为一般不符合项;而对那些同一事实被多次提及的,可选择最能反映其实质的问题来开具不符合项。

**表 5－1 不符合项/观察项记录表**

| 序号 | 被评审部门/岗位 | 事实陈述 | 事实类型 | 依据文件/条款 | 处理方式 | 验收方式 | 评审员姓名（打印+签字） |
|---|---|---|---|---|---|---|---|
| 1 | 管理组，信息组 | 病理科未制定《质量手册》和《程序文件》等电子文件的控制程序，无法确保电子化文件有效，防止旧版本文件被误用。 | ☑不符合项：<br>（□）严重不符合<br>（☑）一般不符合<br>□观察项 | ☑CNAS－CL02：2012 第 4.3<br>□（体系文件）<br>□（依据标准/规范） | ☑实验室采取纠正/纠正措施<br>□变更参数能力｛注1｝<br>□不予推荐/撤销相关项目<br>□向 CNAS 建议暂停相关项目 | ☑提供必要的见证材料<br>□现场跟踪评审 | XXX |
| 2 | 管理组 | 实验室没有制定与临床医护座谈会有关的程序文件，包括形式、内容和频率的规定。2020 年与标本接送的公司有标本接送的培训，没有效果的评估。 | ☑不符合项：<br>（□）严重不符合<br>（☑）一般不符合<br>□观察项 | ☑CNAS－CL02：2012 第 4.4.1<br>□（体系文件）<br>□（依据标准/规范） | ☑实验室采取纠正/纠正措施<br>□变更参数能力｛注1｝<br>□不予推荐/撤销相关项目<br>□向 CNAS 建议暂停相关项目 | ☑提供必要的见证材料<br>□现场跟踪评审 | XXX |

（续表）

| 序号 | 被评审部门/岗位 | 事实陈述 | 事实类型 | 依据文件/条款 | 处理方式 | 验收方式 | 评审员姓名（打印+签字） |
|---|---|---|---|---|---|---|---|
| 3 | 管理组 | 2020年内审中没有病理科主要核心指标的评估。 | ☑不符合项：<br>（□）严重不符合<br>（☑）一般不符合<br>□观察项 | ☑CNAS－CL02：2012第4.14.7<br>□（体系文件）<br>□（依据标准/规范） | ☑实验室采取纠正/纠正措施<br>□变更参数能力｛注1｝<br>□不予推荐/撤销相关项目<br>□向CNAS建议暂停相关项目 | ☑提供必要的见证材料<br>□现场跟踪评审 | XXX |
| 4 | 组织病理 | 组织病理组未按照《质量指标作业指导书》（＊＊＊－PD－SOP－109）的要求统计标本规范化固定率。 | ☑不符合项：<br>（□）严重不符合<br>（☑）一般不符合<br>□观察项 | ☑CNAS－CL02－A007:4.14.7<br>☑（体系文件）SYSUCC－PD－SOP－109<br>□（依据标准/规范） | ☑实验室采取纠正/纠正措施<br>□变更参数能力｛注1｝<br>□不予推荐/撤销相关项目<br>□向CNAS建议暂停相关项目 | ☑提供必要的见证材料<br>□现场跟踪评审 | XXX |

（续表）

| 序号 | 被评审部门/岗位 | 事实陈述 | 事实类型 | 依据文件/条款 | 处理方式 | 验收方式 | 评审员姓名（打印+签字） |
| --- | --- | --- | --- | --- | --- | --- | --- |
| 5 | 细胞病理 | 细胞病理组不能提供细胞学传染性标本防护性措施现行有效的作业指导书。 | ☑不符合项：<br>（□）严重不符合<br>（☑）一般不符合<br>□观察项 | ☑ CNAS - CL02 - A008:2018 5.2.1<br>☑（体系文件）SYSUCC - PD - PF - 030 生物安全控制和管理程序<br>□（依据标准/规范） | ☑实验室采取纠正/纠正措施<br>□变更参数能力｛注1｝<br>□不予推荐/撤销相关项目<br>□向 CNAS 建议暂停相关项目 | ☑提供必要的见证材料<br>□ 现场跟踪评审 | XXX |
| 6 | 组织病理 | 标本接收及取材室入口未按照生物安全等级二级管理要求设置自动门。 | ☑不符合项：<br>（□）严重不符合<br>（☑）一般不符合<br>□观察项 | ☑ CNAS - CL02 - A007:5.2.2<br>□（体系文件）<br>☑（依据标准/规范）GB 50346 - 2011 生物安全实验室建筑技术规范 | ☑实验室采取纠正/纠正措施<br>□变更参数能力｛注1｝<br>□不予推荐/撤销相关项目<br>□向 CNAS 建议暂停相关项目 | ☑提供必要的见证材料<br>□ 现场跟踪评审 | XXX |

（续表）

| 序号 | 被评审部门/岗位 | 事实陈述 | 事实类型 | 依据文件/条款 | 处理方式 | 验收方式 | 评审员姓名（打印+签字） |
|---|---|---|---|---|---|---|---|
| 7 | 细胞病理 | 细胞病理组不能提供2020年度妇科细胞学Bethesda系统报告高级别病变及组织病理诊断结果的周期性分析记录。 | ☑不符合项：<br>（☐）严重不符合<br>（☑）一般不符合<br>☐观察项 | ☑ CNAS－CL02－A008:2018 5.6.1<br>☑（体系文件）SYSUCC－PD－PF－021检验结果质量保证的控制与管理程序<br>☐（依据标准/规范） | ☑实验室采取纠正/纠正措施<br>☐变更参数能力｛注1｝<br>☐不予推荐/撤销相关项目<br>☐向CNAS建议暂停相关项目 | ☑提供必要的见证材料<br>☐现场跟踪评审 | XXX |

（续表）

| 序号 | 被评审部门/岗位 | 事实陈述 | 事实类型 | 依据文件/条款 | 处理方式 | 验收方式 | 评审员姓名（打印+签字） |
|---|---|---|---|---|---|---|---|
| 8 | 组织病理组，免疫组化组 | ①组织病理组未能提供定期评审内部诊断质控数据的记录；《检查结果质量保证的控制与管理程序》（SYSUCC－PD－PF－021也未体现相关要求。<br>②2021.4.14.免疫组化室内质控时发现perforin（病理号：874788）外对照显示异常，实验室不能提供进一步的纠正措施和预防措施。 | ☑不符合项：<br>（□）严重不符合<br>（☑）一般不符合<br>□观察项 | ☑CNAS－CL02：5.6.2.3<br>☑（体系文件）SYSUCC－PD－PF－021；SOP－303<br>□（依据标准/规范） | ☑实验室采取纠正/纠正措施<br>□变更参数能力｛注1｝<br>□不予推荐/撤销相关项目<br>□向CNAS建议暂停相关项目 | ☑提供必要的见证材料<br>□现场跟踪评审 | XXX |

（续表）

| 序号 | 被评审部门/岗位 | 事实陈述 | 事实类型 | 依据文件/条款 | 处理方式 | 验收方式 | 评审员姓名（打印+签字） |
| --- | --- | --- | --- | --- | --- | --- | --- |
| 9 | 信息组 | 实验室检验中和检验后过程的标本存放均采用手工记录，较为繁琐，且易出错，不满足实验室信息化管理需求。 | ☑不符合项：<br>（□）严重不符合<br>（☑）一般不符合<br>□观察项 | ☑ CNAS－CL02－A010：5.10.1<br>☑（体系文件）SYSUCC－PD－PF－028《病理信息系统的控制与管理程序》<br>□（依据标准/规范） | ☑实验室采取纠正/纠正措施<br>□变更参数能力｛注1｝<br>□不予推荐/撤销相关项目<br>□向CNAS建议暂停相关项目 | ☑提供必要的见证材料<br>□现场跟踪评审 | XXX |
| 实验室确认：<br>□全部确认<br>□部分确认，不确认（填写序号）______，原因：______<br>□全部不确认，原因：______<br>实验室负责人（签字）： 日期： | | | | | | 评审组长（签字）：<br>日期： | |

注：当不符合项引起已获认可的检验（检查）能力发生变化，如需要缩小能力范围、增加限制范围等情况时，选择该项。

## 第五节　不符合项识别过程中的误区

在病理实验室评审过程中,需要注意以下误区或陷阱:①注重审核证据是否满足认可规则、准则和体系文件等的规定。对缺乏足够审核证据的情况,不能判为不符合项。评审员应注意时刻以认可规则、准则和事实等为根据,不能人为地扩大或改变标准的要求,也不能凭空推测或假设来判定是否为不符合项,这种现象不利于质量体系标准的实际应用。评审员易犯的错误是有时将自己的工作经验或习惯做法当作认可准则要求下意识地强加给受评审实验室。不符合项的判定应以 ISO15189 认可准则以及在此基础上制订的体系文件的要求等为主要依据,超出其规定范围的,不宜提出不符合项。②在开出不符合项时,需要特别注意审核证据的有效性。这些证据必须是与评审准则有关的有用数据,包括记录、事实陈述或其他信息等,这些信息都是可以证实的,对于一些重要审核证据必须要亲自核实或验证,尤其是远程在线评审时,不能基于评审员的道听途说或评审员自己的推理、想象等无法证实的数据开出不符合项。对于评审期间所策划的现场实验的流程及结果的核查更是如此。此外,需要确认对拟判定为不符合项的审核证据是否明确和充分,已开出的不符合项是否简明扼要、容易理解,开出的不符合项是否便于受评审实验室进行纠正等。③评审过程中要区分表面事实与真实事实,例如在现场评审过程中发现一张 CD30 染色的免疫组化切片中有 70% 的组织掉片,是否仅凭此证据就判定其为不符合项?在这种情况下,评审员应该核查实验室体系文件是如何规定并实际处理这种不良切片的。如果质量管理体系文件规定符合认可准则的要求,并且实验室相关人员又是严格按照体系文件规定进行纠正,那就不算不符合项。如,实验室相关技术人员发现此现象后,根据体系文件要求及时将该病例重新进行 CD30 免疫组化染色,并将验证合格后的 CD30 染色片交付到相关医生手上,重新染色的切片对病理诊断质量未造明显成影响。又例如,评审员发现病理科某一病例的病理切片被借出到院外专家会诊,但会诊结果与该实验室诊断结果不一致,是否就可以根据此事实而被认定为不符合项?事实上,根据科室体系文件规定该病理报告医师的资质和诊断程序均合乎规定,患者会诊结束将切片归还后,实验室也根据程序文件要求对不一致的结果进行了科室讨论和分析总结,并补发了一份补充病理报告同时与患者进行了充分沟通,也未引起临床后继治疗上的偏差,因此该情况虽然出现了病理诊断的不一致,但该实验室及时采取了纠正和纠正措施,不属于不符合项的范畴。④不符合的是否都必须要开不符合项?这个要视情况而定。事实上,有一些不符合对质量或检查检测结果不造成较大影响,并且可以在现场被迅速纠正,都可以不开具不符合项。

## 第六节　不符合项的整改和关闭

对于在外部审核、内部审核以及质量管理体系日常运行等过程中开出的不符合项,实验室必须进行原因分析、采取纠正措施并跟踪验证整改效果。在对病理实验室认可的评审时,常发现以下问题:未对所开出的不符合项进行上述后续处理;原因分析仅停留于问题表面、原因分析不够深入,不能找出不符合项发生的根本原因,容易导致类似问题再次发生;只有消除导致不符合产生的根本原因的措施才真正视为"纠正措施";未能举一反三对类似问题进行纠正,或未确定措施消除类似潜在不符合原因的问题以预防其发生;不能提供采取纠正措施及其有效性的充分证据等。

病理实验室在开展相关检查检测活动时,易发生不符合项的常见原因主要体现在未按照认可准则真正落实"写我所做、做我所写"的原则,具体表现主要有:质量管理体系文件未全部满足或部分偏离认可准则的要求;质量管理体系文件中对实验室所进行的检查检测项目在程序文件或作业指导书中有明确规定,但由于实验室培训不到位或实验室相关员工个人原因等违反该规定进行操作、或部分环节未执行,或未执行到位。

对于开出的不符合项,经过查找并深入分析其发生的根本原因,并针对性采取应急措施/纠正、采取纠正措施或采取预防措施等进行整改。实验室在采取纠正措施时,需注意包含以下内容:酌情修订或完善现有体系文件,根据准则要求或实际需求增加新的体系文件内容,如《质量手册》《程序文件》《作业指导书》以及《记录表单》等内容；不符合项可能涉及人、机、料、法、环等方面，可针对性进行相应整改，如对相关操作人员进行重新或增加培训，对设备进行性能验证、校准或检定，同一平台不同设备之间的结果比对，新方法、新试剂或新批号试剂在正式临床应用前的性能验证或性能确认，诊断标准、指南等外来文件的内部控制等；如有核查证据显示所开出的不符合项很可能影响到以往检测结果的准确性，且检查检测或诊断报告已发出，则需要立即采取急救措施，即追回该报告，重新送样检查或检测，例如实验室误用了过期试剂等；采取纠正措施时，需要注意"举一反三"原则，需注意查找其他人员、部门或流程环节是否也有类似问题，如发现类似问题，应一并进行纠正；注意针对性对相关准则条款、修订或新增的体系文件内容进行培训，并验证培训的有效性，以避免类似问题再次发生。对不符合项的整改和关闭，需要全程进行记录并进行控制，以提供充分的证明材料，采取的纠正措施证明材料必须与纠正措施一一对应，便于不符合项的关闭（表 5－2）。

**表 5－2　不符合项工作报告及纠正措施记录表**

<table>
<tr><td>责任专业组</td><td>文件管理</td><td>责任组长/责任人</td><td>XXX</td></tr>
<tr><td colspan="4">不符合事实描述：<br>实验室未能提供对外来文件(如中华人民共和国人类遗传资源管理条例等)收集的规定和处理。</td></tr>
<tr><td rowspan="3">不符合工作判定</td><td colspan="3">对应 ISO15189 标准：CNAS－CL02 2012　　条款号：4.3</td></tr>
<tr><td colspan="3">对应科室质量管理体系文件：BLK－PF－003　　条款号：4.6.3</td></tr>
<tr><td colspan="3">不符合类型判定　☐体系性不符合项　☑实施性不符合项　☐效果性不符合项<br>不符合工作来源　☐投诉　☐质量监督　☐内部审查　☑外部评审　☐投诉<br>不符合项程度　☑一般不符合项　☐严重不符合项　☐观察项，应引起被审方注意。<br>不符合识别人：XXX　　日期：　年　月　日</td></tr>
<tr><td rowspan="3">采取措施</td><td colspan="3">☐纠正　☐扣发报告　☐暂停工作　☐通知客户<br>☐其他：</td></tr>
<tr><td colspan="3">☐进一步观察的内容：</td></tr>
<tr><td colspan="3">√转入纠正措施。　　负责人：　　日期：　年　月　日</td></tr>
</table>

（续表）

<table>
<tr><td rowspan="2">纠正措施填写</td><td>原因分析：<br>认可准则 CL－02 4.3 规定“实验室应控制质量管理体系要求的文件并确保防止意外使用废止文件。注 1:外源性文件如法规、标准和提供检验程序的教科书等。”<br>病理科程序文件 BLK－PF－003 文件编写与控制管理程序 A2 规定：<br>4.6.3 外来文件须由实验室主任确认是否受控，如需受控则在《外来文件受控登记表》上登记；<br>单位级外来文件，如国家法律法规、国家及地方相关行业标准等，由文件管理部门负责统一编号、加盖“受控”章后，按内部受控文件进行发放、保管、定期评审、回收处置等；<br>各部门级外来文件，如仪器、设备说明书或复印件等，由各专业组文档管理员负责收集、整理，确保所使用的外来文件为最新版本，并做好部门外来文件登记清单。<br>科室人员已对文件进行相关学习。<br>具体调查：<br>（1）科室文件管理日常忽视法律法规类外源性文件的搜集工作。<br>（2）在单位级外来文件的管理中，未见频次、搜集人等说明，从而造成职责不清，科室忽视了科室质量管理体系文件中所规定的上述措施，属于实施性不符合。<br>责任组长/责任人：　　　　日期：　年　月　日</td></tr>
<tr><td>建议纠正措施：<br>（1）对科室程序文件中 BLK－PF－003 文件编写及控制程序中 4.6.3 中外来文件管理部分进行修订。<br>（2）进行科室内外来文件管理培训。<br>（3）按照规定搜集单位级外来文件。<br>预计完成时间：2021 年 1 月 15 日<br>责任组长/责任人：　　　　日期：　年　月　日</td></tr>
</table>

（续表）

| | |
|---|---|
| 纠正措施填写 | **纠正措施完成情况：**<br>①已修订 BLK－PF－003 文件编写及控制程序中 4.6.3 中外来文件管理部分，添加外来性文件：单位级外来性文件的频次、搜集人等规定。②完成上述修改文件的培训。③已将《中华人民共和国人类遗传资源管理条例》《中华人民共和国生物安全法》《关于印发抗肿瘤药物临床应用管理办法（试行）》”纳入科室外来性文件管理中。<br>责任组长/责任人： 日期： 年 月 日 |
| | **纠正措施跟踪及验证情况：**<br>（1）实验室当前已完成纠正措施及外源性文件管理，下次文件审查时着重进行外源性文件的审查工作。<br>（2）实验室已完成相关整改工作。<br>质量主管： 日期： 年 月 日 |

**附录**

| |
|---|
| 1.BLK－PF－003《文件编写与控制管理程序》A/4 |
| 2.外源性文件审批表 |
| 3.外源性文件清单 |
| 4.培训记录及照片 |

## 参考文献


[1] CNAS-CL02:2012 医学实验室质量和能力认可准则.[S].北京:中国标准出版社.

[2] CNAS-CL02-A001:2021 医学实验室质量和能力认可准则的应用要求.[S].北京:中国标准出版社.

[3] 中华人民共和国国家标准 GB/T19000—2008 质量管理体系基础和术语.[S].北京:中国标准出版社.

[4] 孙克江,张晓曦,周向阳,等.医学实验室质量管理体系(医学实验室 ISO15189 认可指导丛书)[M]. 上海:上海科学技术出版社,2020.

# 第六章
# 参考文件

## 一、实验室认可规范

### （一）实验室认可规则

(1)CNAS－RL01:2019《实验室认可规则》。

(2)CNAS－RL02:2018《能力验证规则》。

(3)CNAS－RL03:2019《实验室和检验机构认可收费管理规则》。

(4)CNAS－RL04:2022《境外实验室和检验机构受理规则》。

(5)CNAS－RL05:2016《实验室生物安全认可规则》(2019年12月15日第一次修订)。

### （二）认可准则

1. 实验室基本认可准则

CNAS－CL02:2012《医学实验室质量和能力认可准则》(2019年2月20日第二次修订)。

2.实验室认可应用准则

CNAS－CL02－A001:2021《医学实验室质量和能力认可准则的应用要求》。

### （三）认可指南

(1)CNAS－GL047:2021《医学实验室定量检验程序结果可比性验证指南》。

(2)CNAS－GL048:2021《医学实验室组织病理学检查领域认可指南》。

(3)CNAS－GL049:2021《医学实验室细胞病理学检查领域认可指南》。

(4)CNAS－GL050:2021《医学实验室分子诊断领域认可指南》。

## 二、认可信息

CNAS－AL09：20200831 医学实验室认可领域分类。

## 三、评审工作指导书

CNAS－WI14－03：D0《医学实验室质量和能力认可评审工作指导书》。

# 第七章
# 疑问与解答

1. 实验室认可的申请需要准备哪些文件性材料？

实验室认可申请所需材料包括：① 医学实验室认可申请书（中国合格评定国家认可委员会官方网站 http://www.cnas.org.cn/下载）；②《质量手册》；③《程序性文件》；④《作业指导书（标准化操作规程）》；⑤ 为了使质量管理体系有效运行，需设计一些实用的表格和给出检测结果的报告，这些表格在使用之后连同报告就形成了记录，作为质量管理体系运行的证据。

2. 什么是能力验证？是否申请实验室认可的每一个项目均需要进行能力验证？

能力验证是利用实验室间比对来判定实验室和检查机构能力的获得，也是认可机构效虑和维持国际相互承认协议的必要条件之一。能力验证包括：能力验证计划、实验室间比对和测量审核活动。寻求 CNAS 认可和已获准认可的机构必须满足 CNAS 的能力验证相关政策，并按照 CNAS 能力验证领域、频次要求参加 CNAS 组织或承认的能力验证活动。因此申请实验室认可的每一个项目均需要进行能力验证。

3. 现场评审流程？

（1）项目主管：选择评审组，确定评审时间，起草评审通知。

（2）评审组：①文件审查；②根据情况确定是否需要预评审，一般有三种情况：尚不能确定现场评审的有关事宜时；实验室申请认可的项目对环境设施有特殊要求时；大型、综合型、多场所和超小型实验室需要预先了解有关情况时。

（3）评审策划：评审计划拟定（《现场评审日程表》）及现场试验方案。

（4）实验室：准备评审所需文件、配合评审。

4. 什么是不符合项？

是指实验室的管理或技术活动不满足 CNAS 发布的认可规则、认可准则、认可说明、认可方案以及实验室自身管理体系和相应规定的要求。

5. 不符合项的类型有哪些?

(1)缺乏必要的资源,如:设备、人力、设施等。

(2)未实施有效的质量控制程序。

(3)测量溯源性不满足相关要求。

(4)人员能力不足以胜任所承担的工作。

(5)操作程序,包括检测或校准的方法,缺乏技术有效性。

(6)实验室管理体系文件不满足 CNAS 认可要求。

(7)实验室运作不满足其自身文件要求。

(8)实验室未定期接受监督评审、未缴纳费用等。

6. 实验室不符合项如何分级?

根据不符合项对实验室能力和管理体系运作的影响,CNAS 将不符合项分为严重不符合项和一般不符合项。

7. 什么是严重不符合项?

严重不符合项:影响实验室诚信或显著影响技术能力、检测或校准结果准确性和可靠性以及管理体系有效运作的不符合。例如:实验室原始记录与报告不符,有篡改数据嫌疑;实验室提交的申请资料不真实;评审中发现实验室提供的记录不真实或不能提供原始记录等。我科在初评和监督评审时均没有被开具严重不符合项。

8. 什么是一般不符合项?

一般不符合项:偶发的、独立的对检测或校准结果、质量、质量管理体系有效运作没有严重影响的不符合项。如果一般不符合项反复发生,则可能上升为严重不符合项。例如:设备未按期校准;试剂或标准物质已过有效期;对内审中发现的不符合项采取的纠正措施未经验证;检测或校准活动中某些环节操作不当;原始记录信息不完整,无法再现原有试验过程等。例如:现场评审时,评审小组所开具的"所有受检图片(尤其存档阳性片)缺乏规范标志标签"这一不符合项,对检测结果不会造成影响,便属于一般不符合项。

9. CNAS 对不符合项的处理措施是什么?

(1)初评。①对严重不符合项的处理:现场跟踪验证、不推荐认可相关检测项目、不推荐认可。如果评审中发现实验室存在诚信问题,评审组应于评审后立即将评审报告提交 CNAS 秘书处。②对一般不符合项的处理:限期 2 个月内完成纠正与纠正措施。

(2)监督或复评审。①对严重不符合项的处理：限期实验室在1个月内完成纠正和纠正措施，并进行现场跟踪验证；暂停或撤销相关检测或校准项目；暂停或撤销认可资格。对暂停或撤销部分认可项目或认可资格的推荐意见，评审组应在评审后立即将此信息通报CNAS秘书处。②对一般不符合项的处理：CNAS要求实验室在2个月内完成整改。如果实验室未在规定的期限内完成整改，评审组应在评审报告中说明此情况，可以建议暂停对该机构的认可或部分能力的认可，直至其完成纠正措施并验证有效性。

10. 观察项是什么？

对实验室运作的某个环节提出需关注或改进的建议。

11. 观察项有哪些类型？

(1)实验室的某些规定或采取的措施可能导致相关的质量活动达不到预期效果，但尚无证据表明不符合情况已发生。

(2)评审组对实验室管理体系的运作已产生疑问，但在现场评审期间由于客观原因无法进一步核实，对是否构成不符合不能作出准确的判断。

(3)现场评审中发现实验室的工作不符合相关法律法规(例如环境保护法、职业健康安全法等)要求。

(4)对实验室提出的改进建议。

(5)例如，现场评审时，评审小组因为科室部分部门环境不能满足职业健康安全法等法律法规，所开具的观察项："快速冰冻切片室、常规活检取材室及细胞室属于生物污染区应有物理隔离污染与非污染区，并设立生物危害警告标志等"。

12. 实验室认可收费相关问题？

(1)申请费：CNAS受理申请人的认可申请时，向申请人收取的费用。

(2)评审费：CNAS对申请人或获准认可机构进行文件评审和现场评审(包括初次评审、复评审、监督评审、扩项评审以及纠正措施跟踪验证评审等)时，向申请人或获准认可机构收取的费用

(3)审定与注册费：CNAS对申请人或获准认可机构进行评定批准收取的费用。

(4)年金：获准认可机构每年为维持其认可资格向CNAS缴纳的费用。

13. 认可收费标准?

(1)申请费:500 元。

(2)评审费:2500 元×人×日数。

(3)审定与注册费(含证书费):600 元。

(4)年金:1000 元。

(5)评审人员的交通费、食宿费费由申请人或获准认可机构承担。

对境外申请人或获准认可机构的认可收费,依据国际惯例,由双方协商并在合同中约定。

14. 文件评审内容?

(1)实验室成立时间、管理体系运行时间。

(2)授权签字人工作、学习经历与相关要求的符合性。

(3)申请书表述是否清晰、能力范围界定是否合理、准确。

(4)岗位人员与技术能力的匹配程度。

(5)仪器设备与技术能力的适应程度。

(6)能力验证活动计划是否满足要求。

(7)质量管理体系文件的可操作性,岗位分配的合理性,文件是否清晰。

(8)内审和管理是否达到预期目的。

(9)各种证书是否在有效期内。

15. 实验室申请至少满足试运行 6 个月的要求,但是没有说出对实验室成立的时间多长与要求。究竟对实验室的整个机构成立的时间要多长时间,才允许提交申请?

CNAS 要求实验室在遵守国家法律法规的前提下申请认可,对实验室成立时间没做具体要求,但实验室成立的时间至少应在管理体系建立之前。CNAS -RL01《实验室认可规则》规定,受理实验室认可申请的条件之一是:“建立了符合认可要求的管理体系,且正式、有效运行 6 个月以上。”请注意不是试运行6 个月。

16. 缩小认可范围的情况?

(1)业务范围变动使获准认可实验室失去原认可范围内的部分能力。

(2)监督评审、复评审或能力验证的结果表明获准认可实验室的某些技术能力或质量管理不再满足认可要求,并在 CNAS 规定的时间不能恢复。

17. 认可变更情况?

分为获准认可实验室的变更和认可规则,认可准则的变更。

18. 获准认可实验室的变更情况?

(1)实验室名称、地址、法律地位及主要政策。

(2)组织机构、高级管理和技术人员、授权签字人。

(3)认可范围内的重要设备、环境、检测、校准工作范围及有关项目。

(4)其他可能影响认可范围内业务活动或体系运动的变更。

(5)变更后1个月内书面形式通知CNAS。

19. 认可准则的变更情况?

(1)CNAS及时通知可能受影响的获准认可实验室和申请人。

(2)CNAS制定并公布获准认可实验室向新要求转换的办法和期限。

(3)获准认可实验室在完成转换后,及时通知CNAS。

(4)获准认可实验室不能在规定期限内完成转换,CNAS可以撤销认可。

(5)注:2014年9月5~7日我实验室监督评审加扩项评审就牵涉到认可准则的变更。

20. 认可变更的注意事项

(1)认可标准变化与原认可标准无直接联系时,应按扩项提出认可申请。

(2)认可标准涉及项目/参数增加时,如标准含检测方法,则按变更处理;若不含检测方法,增加的项目/参数应用了其他方法标准,且该方法标准又未获认可,则按扩项处理。

(3)若增加授权签字人,应向CNAS提出授权签字人变更申请,并填写《授权签字人申请表》,评审组对新增的授权签字人进行评审。

21. 暂停认可情况?

(1)获准认可实验室不能持续符合CNAS的认可条件和要求。

①无故不参加能力验证计划。

②能力验证结果持续不满意。

③无故不接受定期监督。

④不按时缴纳费用。

⑤在监督和复评审过程中不能按规定期限完成纠正措施。

(2)暂停期限60~180天。

22. 恢复认可情况?

被暂停认可的获准认可实验室,在规定的暂停期限内实施纠正措施,经CNAS 确认合格后恢复。

23. 撤销认可情况?

(1)被暂停认可的获准认可实验室超过暂停期仍不能恢复认可。

(2)由于认可规则或认可准则变更,获准认可实验室不能继续满足认可要求。

(3)获准认可实验室不能履行 CNAS 规则规定的义务。

24. 注销认可情况?

(1)获准认可实验室自愿申请注销认可。

(2)认可有效期到期未获得认可资格。

25.体系运行的记录都是电子版的是否可以?

可以使用电子版,但控制要求与对纸质版文件的要求一样,进行有效控制。例如记录的填写、更改、审批等都要能有效控制,防止随意更改或可不追溯。此外,电子存储的记录还要格外关注安全与保密要求。

26. 实验室选择其他实验室的内审员进行内审,是否允许?

允许。但实验室应规定选择外部内审员的资质和能力要求。若选择的外部内审员是 CNAS 评审员,则从公正性要求出发,评审员不能参加对该实验室近期的认可评审工作。

27. 内审员是否必须定期参加外部培训? 并满足课时要求?

CNAS 并未要求内审员参加外部机构的培训,可以是内部培训,也可以是外部培训。CNAS 对内审员的要求是要经过培训,关键是具备内审能力。至于经过什么样的机构的培训,需要实验室根据自己的需求进行选择。对于持续培训,也是实验室根据认可文件的变化、内审员能力的评价等具体情况确定。

28. 方法变更需要随时提交申请,还是等监督评审一起进行?

根据 CNAS - RL01《实验室认可规则》的要求,方法变更应在 20 个工作日内以书面形式通知 CNAS,因此方法变更应随时通知 CNAS,评审确认的时间可与 CNAS 协商确定。

29. 资料审查阶段出现的问题在整改时涉及文件的更改,是否可以换版?若可以,是否还需要运行 6 个月以上?

在资料审查阶段出现的问题,实验室对文件的整改,是否换版由实验室自行决定。至于修改或换版后是否需要再运行或再运行的时间,则根据问题的具体情况决定。CNAS 没有需要再运行 6 个月的规定。

# 第八章
# 案例分享

科室或团队质量管理体系的建立是持续改进的过程,需要长期坚持。根据科室或团队在不同发展时期的目标,制定与科室人、财、物等资源相适应的工作方案,在实践中优化,检验工作效果,将行之有效的管理办法用文件化的形式进行固定和积累,形成科室或团队的质量管理体系。本章分享四个实际工作案例。

## 案例一 手术标本规范化前处理的流程优化

### 一、涉及《医学实验室质量和能力认可准则》CNAS-CL02 的主要条款

CNAS-CL02 5.4.4 原始样品采集和处理

CNAS-CL02 5.4.7 检验前处理、准备和储存

CNAS-CL02 4.9 不符合项的识别和控制

CNAS-CL02 4.10 纠正措施

CNAS-CL02 4.7 咨询服务

CNAS-CL02 4.12 持续改进

### 二、案例概述

活体组织一旦离体,血氧供应停止,组织细胞中的蛋白质、RNA、DNA 等成分就会发生降解,影响病理检查时对这些成分的准确检测,严重时,细胞自溶,

影响形态学观察。

组织离体到组织进入固定液的时间称为冷缺血时间，理想的冷缺血时间应该小于 1h（胃肠等空腔脏器因含消化液及蛋白酶等，推荐 0.5h 内），按照规范要求，手术切除大标本或有包膜的组织必须剖开固定，使组织直接暴露浸泡于标准或推荐的固定液中。因此，标本规范固定是保证常规病理及分子病理检测结果准确性的前提，是病理质控的重要环节。

2015 年版《病理专业医疗质量控制指标》中共列出了 13 个指标，其中，第 3 个指标即"标本规范化固定率"。同时，标本规范化固定也是等级医院评审中的重要条款要求。

自 2015 年起，武汉协和医院病理科开始执行手术标本规范化前处理 PDCA 项目，在 ISO15189 质量和能力认可准则的指导下，在病理科、临床科室和医管部门的共同努力下，前后经历 3 个 PDCA 循环（共五年）的努力，我院手术大标本规范化前处理率从 63%逐步提升到稳定在 90%以上。

## 三、案例介绍

### （一）第一个 PDCA 循环（2015.7 月至 2017.9 月）：引入 PDCA 质量管理方法对标本前处理进行初步探索

1. 分析现状及产生的原因（Plan）

实际工作中，外科医师往往要待手术完成并将手术标本给患者家属验看之后，才将标本放入固定液中，标本冷缺血时间远远大于 2h。标本离体时间过长，加之标本固定前未充分切开，造成组织固定不佳，严重时常规切片质量差，免疫组化抗原丢失，分子病理中的 FISH 检测着色不理想以及 PCR 检测中 DNA 降解严重。

分析原因：临床医生及手术室护士对标本规范固定的重要性不了解，同时，不清楚固定前如何规范切开标本。

2. 制定改善措施，提出行动计划（Do）

2015 年 5 月至 7 月之间，病理科成立"标本规范固定项目小组"，在主任的带领下多次与手术室总护士长沟通，按照等级医院三甲评审工作对标本规范化固定的要求，在手术室建立病理科手术室流动工作站，由病理科取材组医生轮流值班，协助手术医生和手术护士共同完成规范的标本前处理，同时详细记录并统计每月规范前处理的标本所占比例。病理科与手术室、临床科室负责人共同讨论制订计划，多环节、多方位积极引导临床医师和手术室护士重视标本的规范前处理工作，在宣传培训、规范操作指导以及质量反馈监督三个层面开始标本固定的规范化临床实践的探索。第一个阶段预期使手术大标本规范化固定率≥80%。

（1）宣传培训：

①对全院新入职医师进行标本前处理相关知识的岗前培训。

②定期与临床科室、手术室开展多学科 MDT 交流，加深临床医生及手术室护士对标本前处理重要性的认识。

（2）指导临床医生固定前规范切开标本：

①病理科在手术室设立流动工作站，由病理科受过相关培训的低年资住院医师在手术室协助手术室护士提醒临床医生尽快缩短标本冷却血时间，指导临床医师规范切开标本并及时固定。

②制定《常见手术标本切开及固定指导手册》，为手术医生正确切开标本提供指导（图 8－1）。

常见手术标本规范切开及固定

指导手册

第一版（供临床医生使用）

武汉协和医院病理科 编制

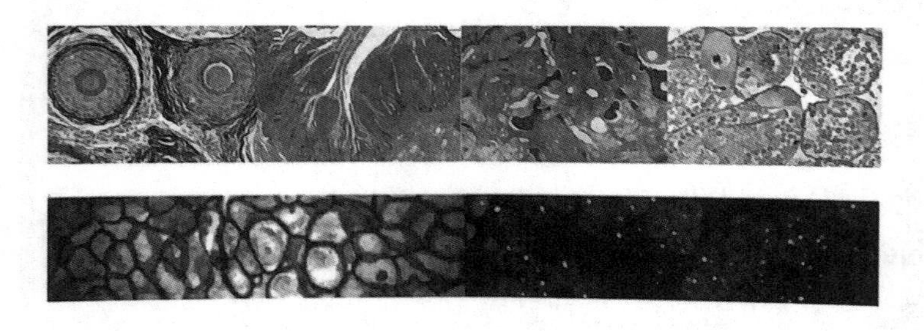

图 8－1　手术标本规范化切开及固定指导手册

(3)标本规范固定质量反馈监督:

对未按照《常见手术标本切开及固定指导手册》进行标本规范固定的临床医生开具《病理科标本前处理质量评估反馈表》送达临床科室,并每季度作为医疗安全不良事件向医务处报备。

3. 检查(Check)

(1)设计并向临床医生发放标本前处理相关规范要求的问卷调查表,了解临床医生对规范要求掌握的程度,进行针对性的宣教活动。

(2)分别统计全院及各病区标本规范化固定率,与去年同期比较。

(3)监测乳腺癌及胃癌 HER2 评分及阳性率情况。

4. 处理(Action)

通过数据分析,总结经验,提出尚未解决的问题,加以改进。

(1)阶段性经验总结。

通过宣教、手术室流动工作站的指导及反馈监督等工作,标本规范化固定推动效果明显,工作取得了一定的预期效果。

(2)第一个 PDCA 循环尚未解决的问题:

①手术室人员流动性大,参与标本前处理的除本院医生外,还有进修医生、规培医生及医学生,培训宣教存在疏漏。

②部分科室医生依从配合好,但有少数科室的医生配合度不够,执行效果不明显。

③病理科手术室流动工作站部分值班人员工作意识不强,加之科室工作量增加,人员紧张,指导工作出现松懈时,标本规范切开的满意度就会出现波动。

④因医疗安全及手术医生传统习惯,缩短标本冷缺血时间的问题不能得到有效解决。

**(二) 第二个 PDCA 循环(2017.9 月至 2019.12 月):通过 ISO15189 的筹备和评审的契机,进一步完善标本前处理的工作方案**

针对第一个 PDCA 循环后尚未解决的问题,科室核心管理组制定更加详细的改进和优化计划。对于第一阶段取得的成绩和收获进行巩固。

1. 广泛宣传及主动咨询,进一步加强临床医务人员对规范化标本前处理的认识

(1)在 MDT 会议及区域联盟会议中进行规范化前处理的宣讲,发放《常见

手术标本切开及固定指导手册》。

(2)通过主动咨询,在医院内所有外科手术科室进行标本前处理的巡回宣讲(总共 11 站,发放手册共 443 本)。一方面强化临床医生的规范化处理意识,另一方面培训正确的标本切开及固定方法。

(3)在手术室的标本存放间张贴手术标本规范化前处理的流程图(图 8-2)。

## 病理标本送检流程及注意事项

### 一、常规病理检查标本送检流程图

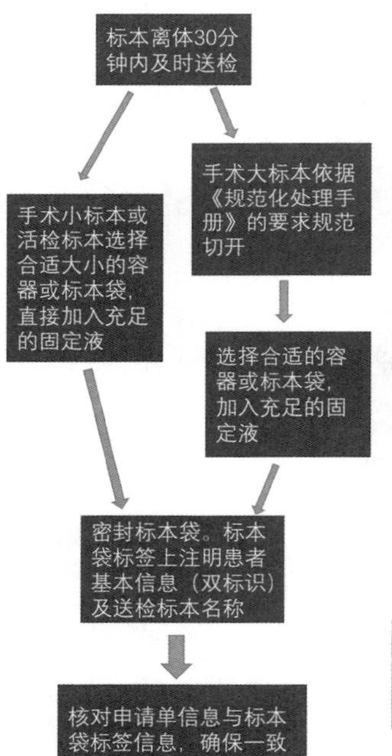


### 二、病理标本送检注意事项

1. 申请单填写的要求
① 准确填写患者基本信息、临床病史及重要检查信息;
② 详细注明送检标本的部位、名称及数量等;
③ 传染病史、标本离体时间及固定时间为必填项;
④ 请避免血液、体液或固定液等污染申请单;
⑤ 为保障医疗安全,对于不符合要求的申请单,病理科将按照规定,和标本一起予以拒收并进行登记。直到申请单的填写符合要求后,再予以接收。

2. 标本送检的要求
① 标本离体后及时(30分钟内)固定;
② 固定液使用10%中性福尔马林(有特殊需求除外);
③ 固定液通常为3~5倍标本体积,对于体积较大标本,至少保证组织能够完全浸没于固定液中;
④ 手术大标本固定前必须规范化切开标本,切开方法请参照《手术标本规范切开及固定指导手册》;
⑤ 离体的标本原则上要求全部送检,以完整评估。

3. 盛放标本的容器要求
① 广口、能够容纳充分体积的福尔马林固定液;
② 充足的空间,不使组织变形;
③ 密封性好,防止液体泼洒,标本遗失。

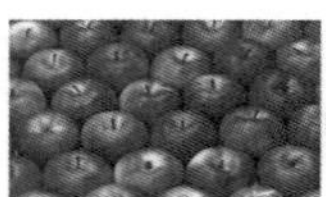

真实的细胞及组织结构

处理不规范

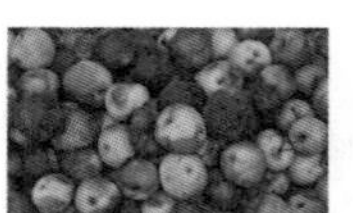

细胞蛋白质、核酸降解,严重时细胞自溶,无法明确诊断

**正确的标本规范化前处理是保证病理诊断准确性的第一步!!!**

病理科 宣　1

# 手术大标本规范化切开示例图（一）

脏器离体后规范化切开原则：
1. 空腔脏器，沿病变所在部位的对侧剪开标本；实质脏器，依据不同器官特点切开标本；
2. 沿肿物最大面切开标本，间隔2cm书页式切开但不切断（含正常组织），以保证肿物切面充分浸没于固定液，同时保存标本原貌。

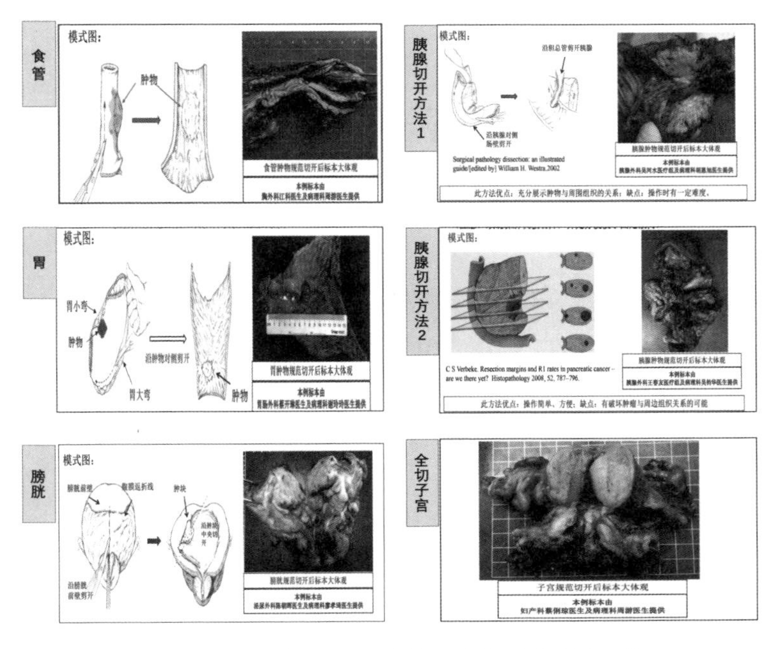


更多详细内容请参照《常见手术标本规范切开及固定指导手册》

病理科宣 2

**图 8-2 手术室标本存放间内张贴标本规范化切开指导图(示例)**

(4)坚持每年举办关于标本前处理重要性的岗前培训,对象包括全院新职工及规培人员,并将此项目内容纳入强制性考核的范畴。

2. 重视工作中的薄弱项及疏漏环节

对外持续监督;对内关注流程细节,压实责任到个人。

(1)定期向临床反馈标本前处理的满意度情况,相关数据细化到每个科室的每个医疗组,对于前处理不合格的标本,每个月在医务处报备。

(2)科室内部定期进行阶段总结和优化改进,包括如下措施。

① 依据标本规范化固定的评价要求，在病理报告系统中增加"标本规范固定"的强制性评价项目，取材人员对每一例标本进行评价，如实反映临床科室对于手术标本的规范化处理情况，质控组每个月自动提取完整数据，优化质控统计工作的流程。

② 制定"手术标本规范固定评价准确性监督抽查表"，住院总负责对取材间人员进行监督，严格落实评价标准和流程，避免评价过程中的个人主观性，保证标本规范固定评估数据的客观和真实性。

3. 通过 ISO15189 内审及管理评审，进一步强化管理

(1) 将标本规范化固定纳入内审重要项目，定期评审。

(2) 通过月度管理例会及年度管理评审，对标本规范化固定的情况进行分析和反馈。

4. 每月监测质量指标，改进效果明显

经过坚持不懈的努力，自 2019 年 11 月开始，90%以上的临床科室手术大标本规范化固定达到 85%，部分科室（妇产科、两腺科、胃肠外科）高度重视和配合病理科的工作，手术大标本规范化固定达 90%以上。第二个 PDCA 循环达到预期目标。

5. 第二个 PDCA 循环中仍然存在的问题

(1) 工作流程及实际操作涉及人员面广，人员流动性大。

(2) 相关事务琐碎繁杂，细节要求高。

(3) 实际操作不难，意识的形成与习惯的培养需要长期坚持。

**（三）第三个 PDCA 循环（2019 年 12 月至今）：通过 CNAS 监督评审和复评审，进一步查缺补漏，梳理和优化全流程**

第一、二个 PDCA 循环阶段，手术标本规范化前处理的工作模式是"大范围普及宣讲"，进入第三个 PDCA 循环，工作方针调整为"集中力量，解决重点科室问题"，重点对标本规范化固定率<90%的科室医疗组进行"一对一"反馈，同时，增加了标本规范化固定专职工作人员，进一步优化流程。

2020 年 12 月 CNAS 监督评审中，评审员针对检查前过程提出"体系性不符合"一项，指出"手术标本前处理的规范化完成情况的评价仅关注了取材医生的环节，忽视了标本物流人员的作用"。提出整改建议：①优化对送检标本规范化固定的评估程序文件，包括标准及流程；②将标本前处理关口前移，对物流及前

台人员进行培训。

科室项目小组按照要求进行整改和落实，对《程序文件》中关于“检查前程序”进行新增和修改，在《制度流程预案》中新增“手术标本规范化前处理的工作流程及评价标准”文件项目。将物流人员、前台医疗辅助人员加入标本前处理团队中，进行培训和考核，实现工作流程关口的前移。

## 四、案例总结

实践证明，病理科长期坚持主动参与管理标本前处理过程能显著提高临床医师和手术护士对标本前处理重要性的认识，提高其依从性，对标本前处理规范化具有重要的促进作用。在实践过程中，以 CNAS 质量和能力认可准则为导向，运用 PDCA 管理理念，能充分发挥团队的主观能动性，实现最终质量目标。

## 参考文献

[1] Naoki Einaga, Akio Yoshida, Hiroko Noda, et al. Assessment of the quality of DNA from various formalin-fixed paraffin-embedded (FFPE) tissues and the use of this DNA for next-generation sequencing (NGS) with no artifactual mutation[J]. PLoS One. 2017, 12(5):e0176280.

[2] Xiaohong Han, Yuankai Shi, Li Ma, et al. Comparison of immunohistochemistry with fluorescence in situ hybridization in determining the human epidermal growth factor receptor 2 status of breast cancer specimens: a multicenter study of 3149 Chinese patients [J]. Chin Med J (Engl). 2014, 127:246 - 253.

[3] Sheng WQ, Huang D, Ying JM, et al. HER2 status in gastric cancers: a retrospective analysis from four Chinese representative clinical centers and assessment of its prognostic significance[J]. Annals of Oncology: Official Journal of the European Society for Medical Oncology. 2013, 24(9):2360 - 2364.

# 案例二　不符合项的管理

## 一、涉及《医学实验室质量和能力认可准则》CNAS－CL02 的主要条款

CNAS－CL02 4.14.6 风险管理
CNAS－CL02 4.9　不符合项的识别和控制
CNAS－CL02 4.10　纠正措施
CNAS－CL02 4.11　预防措施
CNAS－CL02 4.12　持续改进

## 二、案例概述

《医学实验室质量和能力认可准则》CNAS－CL02 中指出，不符合项(nonconformance term)是指"未满足要求"，常用的其他术语包括：事故、不良事件、差错、事件等。"海恩法则"中提到：每一起严重事故的背后，必然有 29 次轻微事故和 300 起未遂先兆以及 1000 起事故隐患。病理行业容错率低，责任大，检查流程繁琐，涉及病理科前、中、后多个部门，对细节要求高，稍有疏漏就可能引起医疗安全不良事件，需要加强管理。对于已经发生的医疗安全不良事件，病理科需要分析原因，采取纠正措施，评估纠正措施的有效性，并定期监测。同时，加强风险管理，采取预防措施，防微杜渐。

## 三、案例介绍

### (一) 提高不符合项识别能力

建立对于医疗安全不良事件严格的上报流程管理规定，每个月总结医疗安全不良事件上报至医务处。实际工作中管理层主要通过月度质控报告、内部投

诉、员工意见、内审、外部评审以及外部投诉事件等来识别不符合项和医疗风险,及时采取干预措施。

(1)科室全员学习 CNAS 文件条款及体系文件,加强识别医疗安全不良事件中不符合项的来源及途径,提高工作人员对不符合项识别的敏感性和主动性。

(2)完善和明确各环节负责人的具体职责,加强环节负责人对于差错事件和医疗安全不良事件的主动管理,将医疗安全不良事件处理及时率纳入管理岗位负责人考核指标之一。

(3)在科内进行 SOP 系列培训,加强科室所有人员的风险意识,以及对差错事件和潜在医疗安全不良事件的主动识别,并鼓励免责上报。

(4)优化差错事件表格的项目和内容,完善管理层监督医疗安全不良事件持续优化的记录(表 8-1)。

**(二)加强不符合项的管理**

(1)提高各环节人员对不符合项的重视程度,每个月管理例会中进行统计汇报、原因分析、改进措施的讨论。

(2)定期对医疗安全不良事件进行总结和分类,对发生频次较多的部门和环节重点关注,加强责任员工的风险意识,由指定负责人检查安全不良事件的改进和落实情况。

(3)制定奖惩措施,全科统一执行。

(4)定期对员工进行培训,重点加强高风险人员的再培训,提高业务水平。

(5)通过 SOP 系列培训讲座,在全科进行医疗安全不良事件的阶段性反馈和应急预案的培训。

## 四、案例总结

通过加强对不符合项的识别及主动干预,加强对各环节医疗安全不良事件的管理,提高科室全体员工风险意识及责任心,减少医疗隐患,提高医疗服务能力,持续改进。

**表 8－1　病理科医疗相关差错事件记录表(示例)**

| 上报时间:　　　　　　　　上报人员: |
|---|
| 病例信息:　　　　　　　　涉事环节:　　　　　　　　发生时间: |
| 主要责任人:　　　　　　　事件内容: |
| 事件等级: □ 未构成医疗安全不良事件<br>□ 构成医疗安全不良事件: □Ⅰ级　□Ⅱ级　□Ⅲ级　□Ⅳ级 |
| 事情经过（可附页）:<br><br><br>记录人:　　　　　　　　　　　　　　记录时间: |
| 原因分析:<br><br><br>环节负责人:　　　　　　　　　　　　记录时间: |
| 改进计划:<br><br><br>环节负责人:　　　　　　　　　　　　记录时间: |
| 医疗组调查记录:<br><br><br>记录人:　　　　　　医疗组组长:　　　　　　记录时间: |
| 核心管理组处理意见:<br><br><br>医疗主管:　　　　　　质量主管:　　　　　　科主任:<br>其他人员:　　　　　　　　　　　　　　记录时间: |
| 涉事环节后期改进效果评价:<br>□ 已改进，实施效果显著<br>□ 已改进，实施效果有待进一步观察<br>□ 部分改进，未完全落实<br>□ 未改进<br><br>补充说明:____________________<br>记录人:　　　　　　医疗主管:　　　　　　记录时间: |

# 案例三　病理科咨询服务

## 一、涉及《医学实验室质量和能力认可准则》CNAS－CL02 的主要条款

CNAS－CL02 4.7　　咨询服务
CNAS－CL02 4.12　 持续改进

## 二、案例概述

病理科应建立医学实验室咨询服务管理程序，规范为服务对象提供病理相关医疗咨询和解释服务的过程，不断改善和提高服务质量。

在满足临床及患者被动咨询的前提下，病理科可充分发挥主观能动性，在多个环节进行主动咨询服务，如制定病理科医疗服务指南、指导手术标本规范固定、分子病理及基因检测咨询、组织 MDT 会议、媒体网络及公众号宣传及建立临床病理沟通微信群等，提升病理科咨询服务水平，加强临床科室和患者对病理科的了解，彰显病理科的价值，同时提高病理科的学科地位。

## 三、案例介绍

### （一）建立病理科咨询与投诉管理小组

由医疗主管任组长，建立病理科咨询及投诉管理小组，负责科室的咨询服务。同时在科室内部进行咨询服务文件的学习以及沟通技巧的培训。

### （二）制定并发放《病理科医疗服务指南》

武汉协和医院病理科编写《病理科医疗服务指南》，分为病理科简介、各类医疗服务项目介绍、病理检查申请及标本运送和交接、标本前处理、病理报告解

读及临床病理沟通、病理报告查询和打印、病理切片会诊以及医患沟通等八个部分,重点介绍各技术项目适用范围、样本采集和送检注意事项、检查流程等,详细介绍临床病理沟通的有关制度和流程(图 8 - 3)。通过《病理科医疗服务指南》促进病理专业知识的传播,加强临床病理沟通。该指南在发放后得到了临床科室的广泛认可和肯定,对于病理科的主动咨询以及与临床的积极沟通起到了明显的作用,随着病理科的不断发展与优化,服务指南中的部分内容也在不断的持续更新。

**(三)建立“临床—病理沟通群”,畅通沟通渠道**

为方便日常工作交流,由咨询管理小组负责,建立临床病理沟通微信群,通过病理科与各临床科室联络员的“桥梁”作用,确保病理科发布的重要通知能迅速、准确地传递给临床科室,同时保证临床科室对病理科的反馈与诉求能第一时间被病理科获知和及时解决。

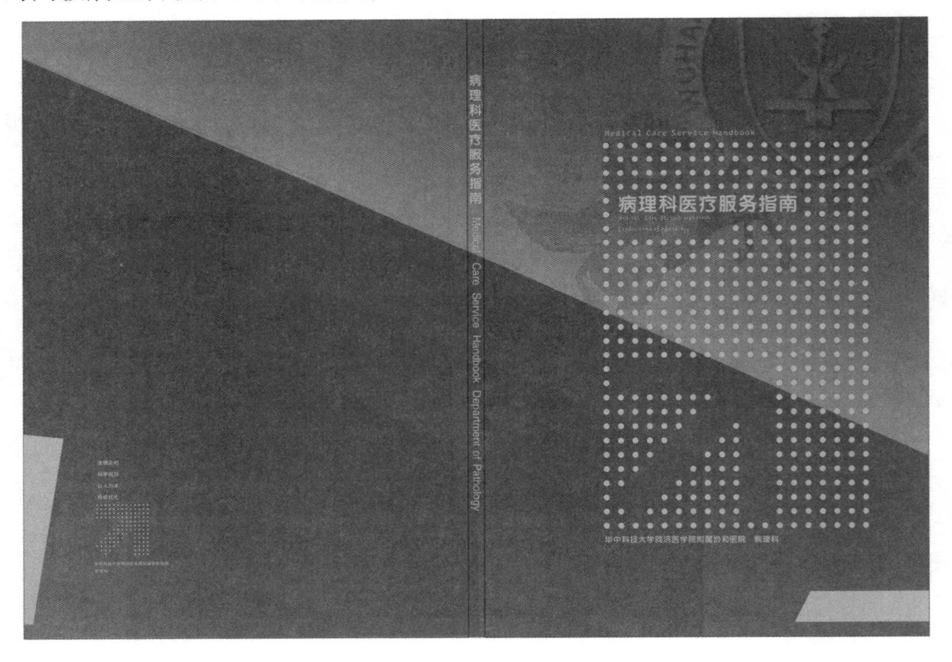

## 前言

在精准医疗的大背景下，为满足各临床科室不断进展的诊断和治疗决策的需要，病理科医疗服务的领域和内涵也在不断拓展。病理科的医疗服务对象是临床医师和患者，为此，病理科围绕临床医师的工作需要组织编写了这本《病理科医疗服务指南》，供我院临床医师、护理工作人员、医学实验室人员、病理科人员以及医院管理部门查阅使用。

本服务指南全面介绍了病理检查分析前、分析中和分析后各环节的重要流程和注意事项，分为**病理科简介**、**各类医疗服务项目介绍**、**病理检查申请及标本运送和交接**、**标本前处理**、**病理报告解读及临床病理沟通**、**病理报告查询和打印**、**病理切片会诊**以及**医患沟通**等八个部分。内容简明扼要，具有很强的可读性和实用性。其中，重点介绍了各技术项目适用范围、样本采集和送检注意事项、检查流程等，详细介绍了我院临床病理沟通的有关制度和流程，如病理诊断报告的分类及解读、病理诊断与临床诊断不符合病例的处理流程、病理科危急诊断及重大意外诊断管理制度等。这些制度流程是病理科在医管部门领导下积累多年的经验教训所总结的病理质量管理体系的重要部分，目的是通过良好的临床病理沟通，促进尽早发现和消除医疗隐患。此外，指南汇集了我院病理相关的《患者知情同意书》和患者在病理科办理借阅切片手续的流程，方便临床医师更好地进行医患沟通，提高工作效率。

服务指南里还收录了病理科咨询和投诉管理小组成员的联系方式和各亚专科负责人名单，我们希望通过《病理科医疗服务指南》能够促进病理专业知识的传播，加强临床病理沟通，使之成为临床医护人员喜爱的案头工具，最终能促进病理科和临床科室医疗质量的共同提高，保护患者医疗安全。

因首次编写服务指南，难免有差错或不足之处，恳请大家在使用中能将意见和建议以各种形式向我们反馈，帮助我们在以后的修订中不断完善，持续提高病理科服务质量。

病理科科室管理小组

2018-12-1

1

**图 8－3　病理科医疗服务指南(示例)**

### （四）咨询内容简介

1. 病理标本物流相关培训

定期对手术室及相关科室标本物流人员进行培训，保证安全运输，提高物流运输效率，同时加强生物安全管理，减少申请单污染。

2. 外院患者的病理会诊流程

病理科按照专病病理会诊须知流程提前进行告知（图 8－4），方便患者家属提前准备会诊所需的资料及样本，简化会诊咨询流程，为临床及患者节约时间。

**乳腺癌专科　病理切片会诊须知**

1 根据不同需求，会诊分别需要以下材料：

（1）能显示病理切片的编号确系患者本人的资料，如病理报告单、病理申请单或相关病历资料等，提供其中一种即可；

（2）外院HE切片；

（3）若需ER、PR、HER2、Ki-67免疫组化检测，至少加送涂胶免疫白片5张或有代表性的癌组织蜡块1个；

（4）若需HER2基因FISH检测：加送普通免疫白片5张（3μm）或有代表性的组织蜡块1个。

病理科地址：武汉市江汉区解放大道1277号协和医院新门诊14楼
前台咨询电话：027-85726125（节假日及周日除外）

会诊费用及报告所需时间请参阅反面

---

2 会诊费用：

（1）挂号费：按照医院规定执行；

（2）病理会诊费：疑难专家会诊费200元/例；亚专科普通会诊费为：100元/例。该项费用不包含制片费用；

（3）如需行免疫组化检测：140元/项（≤5项），120元/项（>5项）；

（4）如需HER2基因FISH检测：2000元/次。

3 报告所需时间：

（1）常规会诊报告：1-3个工作日（含免疫组化检测时间）

（2）基因检测报告：3-7个工作日

## 胃肠间质瘤专病病理会诊须知

**1 外院手术标本会诊**

手术标本在离体后 30 分钟内及时切开，将肿块充分浸没于 10%中性福尔马林中保存，连同当地病历资料一起送至协和医院病理科前台办理相关手续。

**2 外院病理切片会诊**

**2.1 会诊需要以下三种材料：**

a）外院 HE 切片；

b）普通免疫白片 15 张或组织蜡块；

c）能显示病理切片的编号确系患者本人的资料，如病理报告单、病理申请单或相关病历资料等，提供其中一种即可。

**2.2 会诊费用：**

a）挂号费：按照医院规定执行；

b）病理会诊费：疑难专家会诊费 200 元/例；亚专科普通会诊费为：100 元/例。该项费用不包含制片费用；

c）如需行免疫组化检测：140 元/项（≤5 项），120 元/项（>5 项）；

d）如需基因检测：3600 元

检测位点：C-KIT 基因 9、11、13、17 号外显子及 PDGFRa 基因 12、18 号外显子。

**2.3 报告所需时间：**

a）常规会诊报告：1~3 个工作日（含免疫组化检测时间）；

b）基因检测报告：10 个工作日。

**图 8－4　病理科外院专病病理会诊须知(示例)**

### 3. 分子病理业务介绍及基因咨询

随着分子病理的飞速发展，临床对分子病理及基因检测的需求越来越高。病理科分子检测平台多样，包括 PCR、FISH、NGS 检测等，满足病理诊断及临床治疗的不同需求。病理科通过严格的岗前培训及筛选，成立专门的基因咨询小组，负责解答临床、患者及家属关于分子病理的咨询和疑问，从专业角度给予患者最合适的诊断和治疗建议，吸引更多临床医生和患者选择分子病理的院内检测。

4. 新技术新业务的介绍

新技术、新业务的开展反映了学科发展的情况。通过 MDT 团队讨论、临床病理沟通会、参加临床教学查房、制作宣传册及微信公众号推送宣传等方式,了解临床对于新技术新业务的需求,开展临床和患者的宣教,推动新技术新业务的发展。

5. 建立临床—病理沟通制度

针对病理诊断前、中、后各环节可能遇到的问题,建立详细的临床—病理沟通处理流程,提高工作效率。

此外,病理科还提供其他各种咨询服务,包括前台患者接待咨询、科室内部人员意见和建议、病理科外部意见和建议等。

## 四、案例总结

病理诊断为幕后工作,咨询服务具有重要作用,因此需要建立高效的临床—病理沟通渠道。在咨询小组的带领下,调动科室联络员的主动性,发挥沟通和传递信息的"桥梁"作用,缩短沟通反馈时间,更好地满足临床科室与患者的医疗需求。

# 案例四　取材的培训与考核

## 一、涉及《医学实验室质量和能力认可准则》CNAS - CL02 的主要条款

CNAS - CL02 5.1 人员

CNAS - CL02 5.6 检验结果质量的保证

CNAS - CL02 4.11 预防措施

CNAS - CL02 4.12 持续改进

## 二、案例概述

“人、机、料、法、环”是质量管理体系中重要的技术要素，其中“人员”是管理体系中的核心要素，人员管理也是管理体系中最具挑战性的环节。实验室需要对所有环节、所有岗位人员进行 SOP 文件及业务知识的培训，对培训效果进行检验和考核，同时定期进行能力评估和人员表现的评估。确保具有足够的经过充分培训的、有经验、有资质的工作人员以满足实验室工作需要，并能履行质量管理体系的相关职责。

对病理标本进行准确的大体观察和规范的取材是作出准确的病理诊断和规范化病理报告的前提。武汉协和医院病理科于 2019 年 6 月开始筹备，2021 年 10 月正式启动“取材质控岗”工作。在前期新职工岗前培训侧重于制度流程 SOP 培训的基础上，“取材质控岗”旨在提升取材质量，一方面对取材工作进行带教、指导和质控，另一方面对亚专科病种取材 SOP 进行完善和优化。

## 三、案例介绍

取材环节是病理医生成长的必经之路，是打好基本功的前提和必要环节。不同病种取材要求各不相同，同一疾病又可以表现出多种不同的大体形态，这对病理医生提出了非常高的要求。

### （一）设立取材质控岗

依据各个亚专科的分组情况，以及亚专科建设的前期表现情况，在具有独立审核常规报告资质的中低年资医师中选拔出工作能力优秀者作为取材质控人员，以轮岗制进行取材间质控工作。医疗主管为总负责，科室教学秘书负责具体事务的组织和开展。经科室讨论后，列出取材质控人员岗位职责及所需要承担的具体工作（图 8－5）。

## 关于“取材质控岗”工作的初步计划

自 2021 年 10 月 11 日起，取材质控岗正式启动。岗位值班人员为 2014 年及以后入职的所有常规病理组医师。初期探索阶段，具体工作计划如下：

**一、岗位职责：**

1. 对取材工作（包括大体描述）进行带教、指导和质控，并做好带教记录。
2. 亚专科病种取材 SOP 的制定和优化。

**二、工作安排：**

1. 取材质控人员为轮岗制，暂定轮岗时间为一周。质控值班期间不额外承担常规诊断及其他工作，专职进行取材质控。
2. 住院总及取材间固定岗位的人员需全力配合和辅助质控人员的相关工作。

**三、具体说明：**

1. 负责对取材人员进行指导和带教工作；
2. 负责对取材人员的取材情况、标本前处理、SOP 文件的执行情况进行考核与评价；
3. 负责标本取材质量的把关（尤其关注补取材、再取材的原因，以及技术组和诊断组对取材情况的反馈）；
4. 选择一到两个亚专科病种，进行取材 SOP 的制定和优化。质控岗结束后的一周内上交纸质版 SOP 文件，并在科内进行简要的质控汇报和病种取材的培训。会议讨论通过后，则本轮值班人员的质控工作结束；
5. 轮岗的质控人员之间做好工作交接：①上一轮提出和遗留的问题，本轮值班人员需积极关注和解决。②上一轮人员优化的病种取材 SOP，经质控会议讨论通过后，本轮值班人员负责督促执行和落实；
6. 质控人员需发挥主观能动性，善于发现问题，并积极解决问题。同时从规范化病理报告的角度出发，将镜下所见与大体取材真正相结合。

**以上为“取材质控岗”的初步计划，后期在具体工作过程中不断改进和优化。取材是病理报告的第一步，欢迎大家集思广益，多提宝贵意见，共同提高取材质量。**

| 撰写人 | 周迪炜 |
|---|---|
| 审核人 | 聂秀 |
| 发布时间 | 2021-10-11 |

**图 8－5 “取材质控岗”的岗位职责和工作安排**

### （二）单病种取材 SOP 培训及考核

取材间质控岗的设立，对于亚专科单病种的取材作业指导书的优化及取材人员取材质量的提高起到了重要的推动作用。取材人员接受单病种取材 SOP 培训，并通过标本的理论和实践操作考核后，方能获得相应单病种标本的独立取材资质。

### （三）单病种取材质控及反馈

取材质控岗人员承担现场指导取材、人员带教的工作，并对取材人员的取材规范性进行评价和监督，定期对取材间进行标本取材大体描述的质控，或通过结合镜下切片情况反馈取材质量。

## 四、案例总结

经过不断积累，科室单病种取材 SOP 在实践中进一步细化及优化，纳入培训和考核的病种持续增加，人员责任心和积极性提高，取材医生的取材理论水平和操作能力提高，为病理报告的规范化奠定了基础，减少了工作隐患。

取材质控的管理模式具有如下特点：一是流程上具有可复制性，对于不同时期轮转取材间的规培人员、进修人员等均能以相同的方式进行培养和考核；二是采用了多样化的人员培训和带教方法，注重实际教学效果；三是理论考试与实践考核紧密结合，人员考核与效果评价方式多样，能够全方位观察取材间质控管理的实际效果。

取材间质控管理实践同样适合于其他环节管理的优化，可以起到“举一反三”的推动作用。

# 第九章
# 病理全流程管理系统助力 ISO15189 认可工作

病理全流程管理系统针对病理科工作流程，对病理申请、标本登记、取材、制片、病理诊断、免疫组化或特殊染色等辅助检查、分子病理、会诊管理、蜡块切片归档等各个环节设计不同的软件模块。通过在每个工作节点配备的电脑或触控一体机，配以二维码扫描仪、识别标本袋、包埋盒和切片上的二维码标识来监控患者标本在病理实验室中的流转全过程，确保患者标本从病理科接收开始就进入病理科监控视野，帮助病理工作人员更好地管理从接收标本到完成病理诊断，直至标本归档的每个关键步骤，减少冗余环节和手工操作，同时实现标本的可溯源性，从根本上确保病理诊断的精准性。以实现病理质量与速度的双升级，助力病理科 ISO15189 认可工作，进一步推动医院整体诊疗水平的提升。

复旦大学附属肿瘤医院病理科从 2014 年开始使用 VANTAGE 工作流管理系统，通过与病理科的实验室信息系统（LIS/PIS）进行接口对接，获取病例信息，在接收，取材，包埋，切片，染色，出片，冰冻和病理医生办公室，每个工作岗位建立一个工作站，并全程通过唯一二维码进行核对和信息移交，以避免人工核对和信息移交产生的差错。VANTAGE 工作流程解决方案进一步规范检测流程，推动 ISO15189 认可工作进行数字化管理，提升病理科的产能，成为提高病理诊断质量、规避流程错误的重要的工具。病理全流程管理系统推动组织病理行业自动化水平，实现了工作流程的全数字化、规范化管理，为患者提供更好的服务。

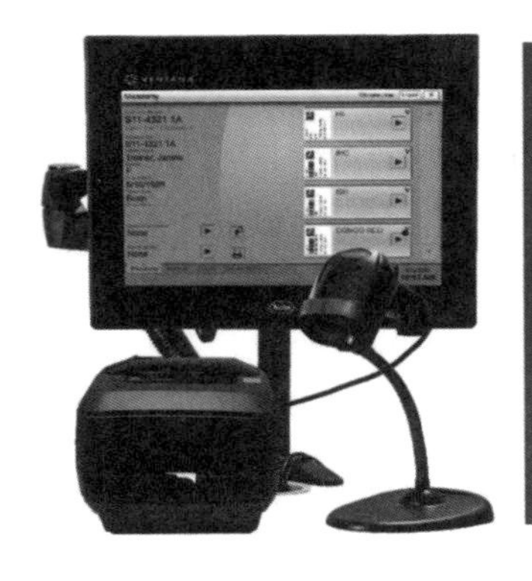

质量、效率、信心

VANTAGE精益工作流程解决方案

## 软件实施方案

| | 功　　能 |
|---|---|
| 接收登记<br>工作站软件 | 实现在原有病理信息系统信息可获取情况下，可生成二维码，含患者信息，包括病理号、患者姓名、性别等唯一识别信息。接收窗工作站扫描条形码，可从科室外到科室内跟踪标本，自动记录进出工作站的次数、时间、操作人员，并可自定义标本进出原因（如退回补玻片，退回收费等）。 |
| 取材工作站软件 | 1. 实现与包埋盒打印机连接，并在包埋盒上打印可识别的二维码；在原有信息系统中登记取材明细，取材明细与包埋盒信息对应。<br>2. 实现每个取材岗位对应配备一个取材工作站，并为每个操作员提供唯一身份识别码，操作前扫描名牌登记，并可自定义名牌扫描有效时间，避免长期不操作，下一操作员用上一人员操作名牌。<br>3. 实现提供全程条码管理，提供样本扫描，包埋盒扫描，样本包含的信息及包埋盒信息显示到工作站界面，依次扫描包埋盒验证信息的准确性，核对信息包括但不限于病理号，患者姓名，性别。<br>4. 实现可自定义质量问题，并在液晶触摸屏点选。<br>5. 实现可自定义特殊问题记录，并在液晶触摸屏点选。<br>6.验证过程中存在拿错包埋盒的情况，要求系统提示。<br>7. 实现系统自动计算蜡块数和取材块数以及操作人员和具体操作时间。 |

（续表）

| | 功　能 |
|---|---|
| 包埋工作站软件 | 1. 实现自动接收取材室发送过来的所有待包埋的材块信息。<br>2. 实现每个包埋岗位一个工作站，每个操作员提供唯一身份识别码，以单件流设计原理，供操作员技术员在包埋时进行核对和确认。如核对正确，显示包埋盒信息，在上一环节存在质量问题或特殊说明时，扫描后会显示此信息，如立埋等特殊要求。如核对不正确，系统进行报错提醒。<br>3. 实现系统自动计算蜡块数及操作人员和具体操作时间。<br>4. 实现切换最下方的 TAB，查看当前包埋盒的历史记录。 |
| 切片工作站软件 | 1. 实现自动接收所有待切片的包埋记录。<br>2. 实现每个包埋岗位一个工作站，每个操作员提供唯一身份识别码，以单件流设计原理，供操作员在切片时进行核对和确认。扫描蜡块条码，界面会显示蜡块相关信息，包括病理信息的总蜡块数，当前蜡块数，该蜡块的总切片数和当前切片数。<br>3. 实现显示当前蜡块对应的玻片信息。与原有系统连接，自动接收重切、深切、免疫组化、特殊染色等的医嘱记录，可以自动打印玻片，也可以手动打印玻片。<br>4. 实现系统自动计算切片数及操作人员和具体操作时间。<br>5. 实现在工作列表，可以查看包埋盒及玻片历史操作信息。 |
| 出片工作站软件 | 1. 实现自动接收所有待出片的玻片记录。<br>2. 实现记录出片时间、出片人员、出片数量，某一病理号下所有玻片是否完整出片，未出片玻片的当前状态。<br>3. 实现可以指定出片到病理医生室或某病理医生。<br>4. 审核最终出片状态。 |
| 染色工作站软件 | 实现当前玻片在染色仪器的状态，包括染色开始时间、结束时间、仪器位置信息、染色方案、所用仪器。 |

## 新流程的作用和意义

1. 接收登记工作站

在原有信息系统信息可获取情况下，可生成二维码，含患者信息，包括病理号、患者姓名、性别等唯一识别信息。接收窗工作站扫描条形码，可从科室外到科室内跟踪标本，自动记录进出工作站的次数、时间、操作人员，并可自定义标本进出原因（如退回补玻片，退回收费等）。

2. 取材工作站

（1）与包埋盒打印机连接，并在包埋盒上打印可识别的二维码；在原有信息系统中登记取材明细，取材明细与包埋盒信息对应。

（2）每个取材岗位对应配备一个取材工作站，并为每个操作员提供唯一身份识别码，操作前扫描名牌登记，并可自定义名牌扫描有效时间，避免长期不操作，下一操作员用上一人员操作名牌。

（3）提供全程条码管理，提供样本扫描，包埋盒扫描，样本包含的信息及包埋盒信息显示到工作站界面，依次扫描包埋盒验证信息的准确性，核对信息包括但不限于病理号，患者姓名，性别。

（4）可自定义质量问题，并在液晶触摸屏点选。

（5）可自定义特殊问题记录，并在液晶触摸屏点选。

（6）验证过程中存在拿错包埋盒的情况，要求系统提示。

（7）系统自动计算蜡块数和取材块数以及操作人员和具体操作时间。

3. 包埋工作站

（1）自动接收取材室发送过来的所有待包埋的材块信息。

（2）每个包埋岗位一个工作站，每个操作员提供唯一身份识别码，以单件流设计原理，供操作员技术员在包埋时进行核对和确认。如核对正确，显示包埋盒信息，在上一环节存在质量问题或特殊说明时，扫描后会显示此信息，如立埋等特殊要求。如核对不正确，系统进行报错提醒。

（3）系统自动计算蜡块数及操作人员和具体操作时间。

（4）切换最下方的TAB，查看当前包埋盒的历史记录。

4. 切片工作站

(1)自动接收所有待切片的包埋记录。

(2)每个包埋岗位一个工作站,每个操作员提供唯一身份识别码,以单件流设计原理,供操作员在切片时进行核对和确认。扫描蜡块条码,界面会显示蜡块相关信息,包括病理信息的总蜡块数,当前蜡块数,该蜡块的总切片数和当前切片数。

(3)显示当前蜡块对应的玻片信息。与原有系统连接,自动接收重切、深切、免疫组化、特殊染色等的医嘱记录。

(4)系统自动计算切片数及操作人员和具体操作时间。

(5)在工作列表,可以查看包埋盒及玻片历史操作信息。

5. 染色

显示当前玻片在染色仪器的状态,包括染色开始时间、结束时间、仪器位置信息、染色方案、所用仪器。

6. 出片工作站

(1)自动接收所有待出片的玻片记录。

(2)记录出片时间、出片人员、出片数量,某一病理号下所有玻片是否完整出片,未出片玻片的当前状态。

(3)可以指定出片到病理医生室或某病理医生。

(4)审核最终出片状态。

7. 病理医生工作站

可以二维码扫描,记录玻片在病理医生工作环节状态,并可显示医生阅片数量。

8. 归档

(1)实现蜡块、切片、申请单、借还管理。

(2)实现档案规范管理。

9. 快速查询

(1)支持多种查询方式,如通过病理号等信息,在任意安装工作站,查询样本目前流转位置,历史流转操作记录,操作室人员,具体操作时间。

(2)通过操作人员名牌,可查询该人员总工作量,在各个工作岗位的工作量等。

(3)通过时间段,可查询相应时间内质量问题记录,总工作量,各个岗位工作量等。

10. 质量管理记录

(1)可自定义并记录任意环节蜡块/质量问题。

(2)可在包埋、切片工作站记录质量问题。

(3)病理医生可在任意工作站备注制片质量情况。

(4)可随机抽选玻片并统计不合格率及具体质量问题,操作人员。

11. 报表统计及打印

提供基于实时记录样本流转、操作人员、单件流原则,提供各种工作数据的统计、导出和打印,可按自然天、周、月、年统计总工作量,各工作站工作量,人员总工作量;TAT 周转时间;质量问题分类及趋势;样本实时流转位置;历史工作记录;免疫组化上机统计;玻片出片率统计;样本归档情况统计等。

12. 角色分级

分为:技术员、病理医生、管理员,并赋予不同人员相应权限。

13. 设备连接

可与病理科现有系统接连、包埋盒打印机连接,常规染色平台和免疫组化平台连接,切片工作站打印标签可直接用于染色。

14. 具备实时数据仪表盘供管理使用